Vanishri C. Haragannavar
Anand S. Tegginamani
Shashidara Raju

Crescimentos exofíticos da cavidade oral - Notas completas

Vanishri C. Haragannavar
Anand S. Tegginamani
Shashidara Raju

Crescimentos exofíticos da cavidade oral - Notas completas

ScienciaScripts

This book is a translation from the original published under ISBN 978-620-2-05546-8.

Publisher:
Sciencia Scripts
is a trademark of
Dodo Books Indian Ocean Ltd. and OmniScriptum S.R.L publishing group

120 High Road, East Finchley, London, N2 9ED, United Kingdom
Str. Armeneasca 28/1, office 1, Chisinau MD-2012, Republic of Moldova, Europe
Printed at: see last page
ISBN: 978-620-7-90134-0

ÍNDICE DE CONTEÚDOS:

RESUMO:

Os tumores exofíticos da cavidade oral têm uma ampla gama de apresentações clínicas com características histopatológicas sobrepostas, o que cria um dilema de diagnóstico para o médico. O exame minucioso de um tumor, com uma história clínica pormenorizada, investigações e histopatologia dos tumores exofíticos, pode ajudar o médico a fazer um diagnóstico definitivo e a abordar o plano de tratamento de forma sistemática. Este capítulo destaca as diferentes formas de classificação dos tumores exofíticos da cavidade oral com uma descrição exaustiva dos mesmos.

CAPÍTULO 1

INTRODUÇÃO

A cavidade oral e os maxilares podem ser o local de muitas doenças, incluindo lesões exofíticas com uma prevalência de 25,8%, que podem surgir a partir de tecidos ósseos (centrais) ou extra-ósseos (periféricos).

O termo lesão exofítica significa qualquer crescimento patológico que se projecta acima dos contornos normais da superfície oral. As lesões exofíticas são muitas vezes difíceis de diagnosticar clinicamente devido a diferentes processos histopatológicos, que podem levar a lesões semelhantes. Por exemplo, os tumores parecem semelhantes a quistos, a hiperplasia semelhante a tumores e os tumores benignos semelhantes a tipos malignos. [1]

Para um diagnóstico correto, é necessário obter a história clínica, a história dentária e o exame físico da cavidade oral (inspeção, palpação, percussão e auscultação). Embora o diagnóstico histopatológico seja a base do tratamento para a maioria das lesões, é necessária uma avaliação radiográfica e clínica exaustiva para chegar a um diagnóstico definitivo. No entanto, ocasionalmente, o cirurgião não obtém a amostra de um nível adequado, pelo que a natureza da lesão não pode ser identificada. Nestes casos, a biopsia deve ser efectuada nas partes mais profundas da lesão.

As semelhanças nas características clínicas, radiográficas e microscópicas de algumas lesões exofíticas orais dão origem a algumas dificuldades no diagnóstico correto das lesões exofíticas.[1,2]

DEFINIÇÃO

Os tumores exofíticos são definidos como tumores sólidos, presentes e circunscritos, que podem ser sésseis ou pedunculados, que se destacam claramente na mucosa oral e que são normalmente detectáveis por inspeção e exploração.

Ou

Também pode ser definido como qualquer crescimento patológico que se projecta acima dos contornos normais da superfície oral e não tem origem central no osso.[1,2]

CLASSIFICAÇÃO

As lesões exofíticas podem ser classificadas de várias formas, sendo algumas das classificações convincentes e simples as seguintes

Segundo a Wood and Gauze[1]

A. Estruturas normais

    a. Tecido tonsilar (amígdala palatina)

    b. Úvula

    c. Papila circunvalada

    d. Papila foliar

    e. Tubérculos geniais

    f. Papila retrocúspide

    g. Papila retromolar

B. Desenvolvimento
   a. Tori &exstosis
   b. Hamartomas
   c. Teratoma
   d. Glossite romboide mediana

C. Neoplasia

i. Benigno:
   a. Papiloma escamoso
   b. Queratoacantoma
   c. Xantoma verruciforme
   d. Fibroma de células gigantes
   e. Mixoma
   f. Miofibroma
   g. Condroma
   h. Rabdomioma

ii. Maligno:
   a. Carcinoma de células escamosas
   b. Sarcoma de Kaposi
   c. Carcinoma verrucoso
   d. Mieloma múltiplo

D. Infecioso

i. Bacteriana:
   a. Actinomicose
   b. Chanacre precoce
   c. Goma precoce
   d. Sarcoidose
   e. Rinoscleroma
   f. Tuberculose
   g. Granulomatose crónica
   h. Lepra
   i. Piostomatite vegetativa

ii. Viral:
   a. Papiloma escamoso
   b. Queratoacantoma
   c. Sarcoma de Kaposi

iii. Fungos:
   a. Blastomicose
   b. Molusco contagioso
   c. Doenças fúngicas granulomatosas

E. Autoimune
   a. Líquen plano
   b. Doença de Crohn

c. Doença de Cowden
d. Doença de Darier

F. Hiperplasia inflamatória
   a. Hiperplasia fibrosa
   b. Granuloma piogénico
   c. Epulis fissuratum
   d. Parulis
   e. Granuloma periférico de células gigantes
   f. Pólipo da polpa
   g. Hiperplasia papilar do palato

G. Idiopática

H. Raras

II. De acordo com Lopez-Jornet P. Diagnóstico diferencial das lesões exofíticas dos tecidos moles orais.[2]

i. De acordo com a origem do tecido

A. Linha ecto-edérmica:
   a. Epitelial
   b. Adnexa
   c. Tecido nervoso

B. Linha de origem mesodérmica-Tecido conjuntivo
   a. Tecido muscular
   b. Tecido adiposo
   c. Tecido linfático
   d. Tecido ósseo
   e. Tecido cartilagíneo

C. Linha de origem múltipla

ii. De acordo com a patogénese

A. Malformação
   a. Glossite romoidal
   b. Linfangioma
   c. Melanoma melanótico
   d. Angioma maduro
   e. Nevo de Adexnal

B. Hiperplasia
   a. Hiperplasia fibrosa
   b. Hiperplasia papilar
   c. Granuloma telangiectásico

C. Tumores benignos
   a. Papiloma escamoso
   b. Acantoma escamoso
   c. Lipoma
   d. Neurofibroma

e. Fibroma

D. Tumores malignos

a. Carcinoma de células escamosas

b. Carcinoma verrucoso

c. Melanoma maligno

d. Linfoma

e. Mieloma múltiplo

IILADe acordo com o número de áreas lesionais

A. Sanitário

B. Múltiplos

IV. De acordo com a gravidade da doença

A. Benigno

1. Papilomas virais:

   Papiloma escamoso

   Verruga vulgar

   Condiloma acuminado

   Hiperplasia epitelial focal (doença de Heck)

2. Pólipos f ibro-epiteliais

3. Xantoma verruciforme

4. P hiperplasia apilar

5. P Iostomatite vegetativa

6. Sialadenoma papilífero

7. A Cantosis nigricans

8. Doença de D arier

B. Potencialmente maligno

1. Hiperplasia verrucosa

2. Displasia papilar

3. Leucoplasia proliferativa (verrucosa)

C. Maligno

1. Carcinoma verrucoso

2. P Carcinoma apilar:

3. Não invasivo (sinónimo de displasia papilar)

4. Invasivo (essencialmente um carcinoma espinocelular convencional que requer tratamento como tal)

5. C arcinoma cuniculatum (essencialmente um carcinoma espinocelular convencional, bem diferenciado, que requer tratamento como tal)

IV. Consoante a taxa de ocorrência (A classificação mais simples)

A. Estruturas normais

a. Tecido tonsilar (amígdala palatina)

b. Úvula

c. Papila circunvalada

d. Papila foliada

    e. Tubérculos geniais
    f. Papila retrocúspide
    g. Papila retromolar

B. Geralmente presente como crescimento exofítico
    a. Exostoses e toros
    b. Teratoma
    c. Hamartoma
    d. Hiperplasia papilar inflamatória (papilomatose dentária)
    e. Epulis Fissuratum
    f. Papiloma escamoso
    g. Verruga vulgar oral
    h. Condiloma acuminado
    i. Hiperplasia epitelial focal
    j. Queratoacantoma
    k. Carcinoma verroso
    l. Piostomatite vegetativa
    m. Xantoma verruciforme
    n. Granuloma piogénico
    o. Granuloma periférico de células gigantes
    p. Fibroma de células gigantes
    q. Carcinoma de células escamosas

C. Raramente presente como crescimento exofítico
    a. Glossite romboide mediana
    b. Sífilis
    c. Miofibroma
    d. Condroma
    e. Rabdomioma
    f. Líquen plano
    g. Lepra
    h. Doença de Cowden
    i. Doença de Darier

    A descrição de cada lesão neste capítulo segue a quarta classificação em função da taxa de ocorrência (forma mais simples de classificação)

ESTRUTURAS ANATÓMICAS NORMAIS
    - Tecido tonsilar
    - Úvula
    - Papila circunvalada
    - Papila foliada
    - Tubérculos geniais
    - Papila retrocúspide
    - Papila retromolar

TECIDO TONSILAR: (AMÍGDALA PALATINA)

O tecido das amígdalas palatinas na região orofaríngea é considerado como uma estrutura exóptica normal, uma vez que se trata de uma agregação de tecido linfoide. Fazem parte do anel linfoide circunfagéneo. Existem dois pares de amígdalas, as amígdalas palatinas direita e esquerda, posicionadas na parede lateral da orofaringe. O tamanho varia consoante a idade, a individualidade e o estado patológico da pessoa.[3]

Tem uma forma amendoada ou oval. O tamanho das amígdalas palatinas aumenta rapidamente nos primeiros 5-6 anos de vida, atingindo o tamanho máximo na altura da puberdade. A involução das amígdalas começa na puberdade, quando o tecido linfoide reativo começa a atrofiar e, na velhice, resta apenas um pouco de tecido linfoide amigdalino.[3,4]

Desenvolvimento

O anel amigdalino corresponde ao limite anterior do intestino anterior embrionário; assim, o epitélio que dá origem às amígdalas é de origem endodérmica. As amígdalas desenvolvem-se por proliferação difusa da célula basal do epitélio endodérmico com simultânea condensação subepitelial do mesênquima. As áreas epiteliais evoluem posteriormente para projecções nodilares que se estendem tanto à lâmina própria como à cavidade oral, tornando-se os nódulos focos de infiltração linfocítica, que se transformam em tecido linfoide por divisão mitótica dos linfócitos existentes, acompanhada de diferenciação das células mesenquimatosas. Adicionalmente, o tecido linfoide agrega-se à volta da cripta, completando a formação nodular. O tecido conjuntivo forma uma cápsula ao longo da base da glândula e envia projecções de suporte para as pregas do tecido linfático.

Características

Tem duas superfícies medial e lateral, dois bordos anterior e posterior, dois pólos superior e inferior.[3,4]

Superfície medial - é coberta por epitélio escamoso estratificado contíguo ao da boca, tem 12-15 criptas, sendo a maior destas criptas designada por fenda intratonsilar ou cripta.

Superfície lateral - é coberta por uma camada de fáscia que forma a cápsula da amígdala. A cápsula é uma extensão da fáscia faringobasilar. Está frouxamente ligada à parede da faringe, mas anteroposteriormente a cápsula está firmemente aderida aos músculos palatoglosso e palatofaríngeo; esta aderência firme mantém a amígdala no lugar durante a deglutição.

Borda anterior - está relacionada com o arco palatoglossal e o seu músculo.

Borda posterior - está relacionada com o arco palatofaríngeo com o seu músculo.

Pólo superior - está relacionado com o palato mole.

Pólo inferior - está relacionado com a língua.

Cripta intratonsilar - é a maior fenda da amígdala. Está presente na parte superior da amígdala. A boca da fenda tem uma forma semilunar e é paralela ao dorso da língua. Representa a abertura interna da segunda bolsa faríngea.

Suprimento arterial: Ramo tonsilar da artéria facial, ramo palatino ascendente da artéria facial, ramo lingual dorsal da artéria lingual, ramo faríngeo ascendente da artéria carótida externa e ramo palatino maior da artéria maxilar.

Drenagem venosa: Uma ou mais veias saem da parte inferior da superfície profunda da amígdala, perfuram o constritor superior e juntam-se às veias palatinas, faríngeas ou faciais. **Drenagem linfática:** A drenagem linfática faz-se através dos nódulos jugulodigástricos. Suprimento nervoso: Nervos glossofaríngeo e palatino menor.

Histologia: A amígdala é um tecido linfoide associado à mucosa orofaríngea. É coberta na sua parte orofaríngea por epitélio escamoso estratificado não queratinizado. Toda a amígdala é suportada internamente por uma rede delicada de fibras finas de colagénio de tipo III, formando um tecido conjuntivo robusto que também contém fibras de elastina. 10- 20 criptas são formadas pela invaginação profunda da mucosa de superfície livre e são divertículos epiteliais tubulares estreitos, o revestimento epitelial é semelhante ao da mucosa orofaríngea/

UVULA

A úvula é a projeção cónica que pende da parte média do istmo faríngeo e está virada para baixo a partir do bordo posterior do palato mole. A úvula desempenha um papel fundamental na articulação do som da voz humana para formar os sons da fala.[3,4]

A úvula funciona em conjunto com a parte posterior da garganta, o palato e o ar que vem dos pulmões para criar uma série de sons guturais e outros. Durante a deglutição, o palato mole e a úvula movem-se superiormente para fechar a nasofaringe, impedindo a entrada de alimentos na cavidade nasal.[3,4]

Úvula bífida: Uma úvula bífida ou bifurcada é uma úvula dividida ou fendida. A úvula bífida resulta da fusão incompleta das prateleiras palatinas. As úvulas bífidas têm menos músculo do que uma úvula normal, o que pode causar problemas recorrentes com infecções do ouvido médio. Durante a deglutição, o palato mole é empurrado para trás, impedindo a entrada de alimentos e bebidas na cavidade nasal. Se o palato mole não conseguir tocar na parte posterior da garganta durante a deglutição, os alimentos e as bebidas podem entrar na cavidade nasal. A divisão da úvula ocorre com pouca frequência, mas é a forma mais comum de clivagem da zona da boca e do nariz nos recém-nascidos. A úvula bífida ocorre em cerca de 2% da população em geral, embora algumas populações possam ter uma incidência elevada, como os nativos americanos que têm uma taxa de 10%.

A úvula bífida é um sintoma comum da síndrome genética rara de Loeys-Dietz, que está associada a um risco acrescido de aneurisma da aorta.[3,4]

Características microscópicas: a úvula é composta por tecido conjuntivo que contém um certo número de glândulas racemosas e algumas fibras musculares (musculus uvulae).[3,4]

PAPILA CIRCUNVALADA

São estruturas grandes rodeadas por um sulco profundo e circular, no qual se abrem os ductos das glândulas salivares menores, denominadas glândulas de von ebner. Estas glândulas são em número de 8 a 12 e estão presentes na parte adjacente e anterior do sulco terminal entre o corpo e a base da língua, não sobressaindo acima da superfície da língua, mas são delimitadas por um sulco circular profundo, de modo que a sua única ligação à substância da língua é na sua base estreita. A sua superfície livre apresenta numerosas papilas secundárias que são cobertas por um epitélio fino e liso. Na superfície lateral da papila palatina encontram-se numerosas papilas gustativas.[3,4]

Papilas gustativas

Os botões gustativos são pequenos órgãos intra-epiteliais ovóides ou em forma de barril com cerca de 80 pm de altura e 40 pm de espessura. Estendem-se desde a lâmina basal até à superfície do epitélio. A sua superfície externa. As células de suporte exteriores estão dispostas como as aduelas de uma barrica e as células interiores são curtas e fusiformes. Por baixo das papilas gustativas encontram-se plexos nervosos ricos. As papilas gustativas são numerosas na parede interna do canal da papila circunvalada, nas pregas da papila foliada, na superfície posterior da epiglote e em algumas papilas fungiformes na ponta das bordas laterais da língua.[5,6]

Histologia

Estas papilas têm um núcleo de tecido conjuntivo que é coberto na superfície superior por um epitélio queratinizado. O epitélio nas paredes laterais é não queratinizado e contém papilas gustativas. Os ductos das glândulas salivares menores abrem-se em sulcos circulares (glândulas de Ebner).[5,6]

PAPILA FOLIAR

As papilas foliares são estruturas semelhantes a folhas que se encontram na língua, por vezes presentes nas margens laterais da parte posterior da língua. São mais frequentemente observadas em mamíferos do que em humanos. Estas papilas são constituídas por 4-11 cristas paralelas que alternam com sulcos profundos na mucosa. Estão presentes poucas papilas gustativas no epitélio das paredes laterais das cristas.[5]

TUBÉRCULOS GENIAIS

Uma pequena elevação arredondada na superfície lingual da mandíbula, de cada lado da linha média, perto do bordo inferior do corpo da mandíbula, que serve de ponto de inserção para os músculos genio-hióideos.[3]

É também chamada de espinha mental, que é uma pequena projeção de osso na parte posterior da mandíbula (osso maxilar) na linha média. Existem normalmente 4 espinhas mentais: 2 superiores e 2 inferiores. Coletivamente, são também conhecidos como tubérculo genial, apófise genial e o nome latino spinae mentalis.[3]

As espinhas mentais inferiores são os pontos de origem do músculo genio-hióideo, um dos músculos supra-hióideos e as espinhas mentais superiores são a origem do músculo genioglosso, um dos músculos da língua.[3]

CAPÍTULO 2

PAPILA RETROCÚSPIDE

São os nódulos benignos dos tecidos gengivais que ocorrem lingualmente aos caninos mandibulares. Estes nódulos distinguem-se a nível microscópico por fibroblastos estrelados no interior do tecido conjuntivo fibroso. Encontrados em adultos jovens e crianças, são considerados como uma variação normal de tecido saudável e não devem ser biopsiados.[3,]

As papilas retrocuspídeas (PRC) são nódulos de 2 a 4 mm localizados, mais frequentemente, bilateralmente na gengiva anexa lingual imediatamente posterior às cúspides mandibulares. São macios, de cor rosa homogénea e não estão associados a qualquer fator causal.

A papila retrocúspide é mais frequentemente observada no grupo etário mais jovem, sem predileção pelo sexo. Representam provavelmente anamolias do desenvolvimento e representam apenas uma variante do fibroma de células gigantes.[7,8]

Características microscópicas: Microscopicamente, estas mostram uma pápula coberta por epitélio, composta por tecido conjuntivo fibroso com numerosos fibroblastos contendo dois a três núcleos de forma estrelada ou fusiforme.

Tratamento: Normalmente não é necessário.[7,8]

PAPILA RETROMOLAR

É descrita como uma pequena elevação, uma papila em forma de pera ou uma pequena papila de tecido gengival localizada na base do ramo da mandíbula e ligada à parte mais inferior do bordo anterior do ramo. Não é mais do que uma cicatriz residual formada após a extração do terceiro molar que se situa ao longo da linha do rebordo alveolar.[7]

TOROS E EXOSTOSES

Os toros e as exostoses são protruberâncias nodulares do osso maduro, cuja designação precisa depende da localização anatómica ou do local. Dependendo da localização anatómica, os toros são de dois tipos [9,10,11]

    a. Torus palatinus
    b. Torus mandibularis

Torus palatinus: É uma massa nodular séssil de osso que ocorre ao longo da linha média do palato duro.[10]

Torus mandibularis : É uma protuberância óssea localizada na face lingual da mandíbula, geralmente nas áreas dos caninos e pré-molares.[10]

Exostoses: são nódulos ósseos múltiplos que ocorrem com menos frequência do que os toros, e ocorrem nas áreas vestibular e palatina. As exostoses vestibulares ocorrem ao longo da face vestibular da maxila ou da mandíbula, geralmente nas áreas dos pré-molares e molares. As exostoses palatinas são encontradas no aspeto palatino da maxila, e a localização mais comum é a área da tuberosidade.[12,13]

Etiopatogénese para os toros (toro palatino e toro mandibular)

A patogénese exacta dos toros é ainda discutível, mas as possíveis causas postuladas são factores genéticos, factores ambientais, hiperfunção mastigatória e crescimento contínuo.[14]

Recentemente, vários autores postularam que a etiologia dos toros consiste numa interação de factores genéticos e ambientais multifactoriais. Nesta interação, os indivíduos são afectados por vários factores hereditários e locais e, se um número suficiente destes factores estiver presente, é ultrapassado um limiar e formam-se os toros.[14,15]

EXOSTOSES

Trata-se de extensões ósseas múltiplas ou únicas ou de crescimento exofítico que ocorrem menos frequentemente do que os toros. Pensa-se que a patogénese se deve ao crescimento do osso alveolar da crista sob as tensões oclusais, pelo que uma função alterada pode levar a exostoses.[14]

Apresentam-se como nódulos ósseos assintomáticos, presentes ao longo do aspeto bucal do osso alveolar. Ocorrem mais frequentemente no grupo etário mais velho, seguido de adultos jovens e mulheres.

O local mais comum é a região posterior da maxila e da mandíbula.[14] Histopatologicamente, estas lesões (exosotoses) mostram osso hiperplásico constituído por osso cortical e trabecular maduro.

TORO PALATINO

O torus palatinus apresenta-se como uma massa óssea dura que surge ao longo da linha média do palato duro. De acordo com a morfologia da apresentação, são classificados em quatro grupos, que são os seguintes[15]

a. Toro plano: Com uma base larga e uma superfície lisa, os toros planos estão localizados na linha média do palato e estendem-se simetricamente para ambos os lados.

b. Toros fusiformes: Têm uma crista localizada na sua linha média.

c. Toros nodulares: apresentam múltiplos crescimentos ósseos, cada um com a sua própria base.

d. Toros lobulares: apresentam múltiplos crescimentos ósseos com uma base comum.

Características clínicas

Frequência - A prevalência da ocorrência de toros é mais comum em mulheres do que em homens. Os mongolóides são mais frequentemente afectados do que os caucasóides. A faixa etária mais comum é a dos jovens adultos ou das pessoas de meia-idade. Tamanho; apresentam-se como pequenos, medindo menos de 2 cm de diâmetro, podendo por vezes aumentar de tamanho mais tarde na vida. Os toros apresentam-se normalmente como lesões assintomáticas, mas, em alguns casos, a mucosa sobrejacente pode tornar-se ulcerada devido ao trauma.[10 "11,14,15]

Histopatologia: Apresenta uma massa de osso lamelar e cortical denso e uma zona interna de osso trabecular que pode ser vista ocasionalmente.[10,11]

Tratamento: Em pacientes edêntulos, os toros têm de ser removidos cirurgicamente para acomodar as próteses e mesmo em casos de ulcerações repetidas.[10,15]

TORUS MANDIBULARIS

Os torus mandibularis são crescimentos ósseos exofíticos que se exixtem ao longo do aspeto lingual da mandíbula superior à linha milo-hióidea.[10]

Pensa-se que o torus mandibularis também ocorre devido ao stress oclusal indicado pela documentação da pressão do apertamento e do ranger de dentes. Como a exostose e a MT são semelhantes em morfologia e localização.[15,16]

Características clínicas

A prevalência varia entre 5-40%, inferior à do toro palatino, observada tanto em homens como em mulheres, com ligeira predileção pelos homens. Apresentam-se como um único nódulo ou múltiplos lóbulos paralelos aos dentes e ocorrem bilateralmente, na maioria das vezes, na região posterior (área dos pré-molares).[15,16]

O torus mandibularis e o torus palatinus em conjunto descrevem geralmente uma baixa frequência de ocorrência com uma correlação não significativa. A existência de concomitância de torus mandibularis ou torus palatinus com exostoses foi maior, um estudo feito por Aree Jainkittivong et,al relatou três casos mostrando concomitância de exostoses com tori.[12,15,16]

Histopatologia: É semelhante à das exostoses, composta por uma massa nodular de osso lamelar cortical denso, sendo visível uma zona interna de osso trabecular com medula gorda associada.[12]

O tratamento de pacientes desdentados tem de ser removido cirurgicamente para acomodar as próteses e mesmo em casos de ulcerações repetidas.[15,16]

TERATOMAS

Introdução

O teratoma é uma neoplasia que surge a partir de células pluripotentes e é composto por uma grande diversidade de tipos de células parenquimatosas, normalmente das três camadas germinativas. Geralmente contêm tecidos estranhos ao órgão ou local anatómico de onde provêm.[9,10,17]

Definição

O teratoma é um tumor de desenvolvimento composto por tecido das três camadas germinativas (ectoderme, mesoderme e endoderme).[10,12,17]

Este tipo de lesões tem um espetro de complexidade. Estas lesões produzem vários tipos de tecido que estão dispostos de forma desorganizada. Mais frequentemente observados nos ovários e nos testículos, ocasionalmente os teratomas do ovário ou os dermóides produzem dentes bem formados ou maxilares parcialmente completos. A causa é desconhecida, mas postula-se que um ninho de células pluripotenciais é sequestrado durante a embriogénese.[18]

Os teratomas foram classificados em quatro subtipos.[19]

A. Dermóides: que contêm tecidos de origem mesodérmica e epidérmica.

B. Teratóides: que contêm tecido das três camadas germinativas primárias, mas é pouco diferenciado.

C. Teratomas verdadeiros: semelhantes aos teratoides, mas diferenciados em tecidos reconhecíveis histologicamente.

D. Epignathi: também de origem tridérmica, mas diferenciados em órgãos reconhecíveis, por vezes com membros ou mesmo um segundo feto visível.

Inicialmente, pensava-se que a origem do tecido glial que ocorre na cavidade oral se tinha desenvolvido a partir de tecido após uma separação extra-craniana da neuroglia embrionária. Foi sugerido que o tecido glial da língua poderia surgir de uma forma análoga à dos músculos da língua, através da deslocação de células neuroectodérmicas, que acompanham a migração das células formadoras de músculo para a língua, e outros sugerem que provém da transformação partenogenética de células germinativas totipotenciais. A verdadeira etiologia permanece ainda desconhecida. Estas malformações podem ocorrer como lesões isoladas ou em associação com síndromes.[17,18,19]

Características clínicas

A incidência é de 1 em 4.000 nados-vivos, com predominância feminina. Os locais mais comuns de crescimento teratogénico são a região sacrococcígea, seguida dos ovários e testículos, do retroperitoneu e do mediastino. O teratoma da cabeça e do pescoço constitui 1%-9% de todos os teratomas e surge normalmente na região cervical.[10,11,17]

Os teratomas orais que surgem especificamente na língua são extremamente raros. O teratoma da língua foi relatado pela primeira vez na literatura em 1966. Os teratomas orais variam em tamanho, mas normalmente são grandes, afectando principalmente a língua, podendo variar de muito pequenos a grandes.[18,19]

Os teratomas podem ser detectados no período pré-natal. Os teratomas da cavidade oral podem estar associados a polihidrâmnios in utero, secundários à obstrução faríngea do feto.[20]

A ecografia (US) pré-natal pode detetar uma massa incidental na língua sugestiva de teratoma. Sinais ecogénicos mistos sugestivos de componentes semi-sólidos e semicísticos são achados típicos na US. O teratoma da língua pode também apresentar uma elevação da proteína alfa-fetal no soro materno. Esta elevação pode dever-se à presença de abundantes tecidos hepáticos hematopoiéticos extramedulares.[20,21]

A radiografia pode ser útil para delinear a extensão da lesão. A obstrução das vias aéreas ocorre normalmente nos teratomas da nasofaringe, uma vez que os recém-nascidos são respiradores nasais obrigatórios. O teratoma da língua dá geralmente origem a dificuldades de alimentação e não a problemas das vias respiratórias. No entanto, pode ocorrer dificuldade respiratória que pode resultar em morbilidade pós-natal.[18,19]

Histopatologia

Microscopicamente os teratomas podem apresentar diferentes características. Nos teratomas orais, os tecidos mais comuns observados são o nervo e a cartilagem. Outros tecidos comumente observados são músculo, osso e epitélio respiratório. Alguns relatos também descreveram tecidos linfóides, pancreáticos, adenóides e outros.[20,21]

A presença de tecido neuroglial pode ser confirmada através da coloração imuno-histoquímica com o anticorpo monoclonal da proteína S-100, que dá uma forte positividade.[19,21]

Os teratomas são habitualmente diagnosticados no período pré-natal através da US, estando os maiores normalmente associados a polihidrâmnios maternos, uma vez que interferem com a deglutição fetal, e a TC também pode ser útil no diagnóstico de teratomas.[10,19]

Diagnóstico diferencial

Esta lesão deve ser diferenciada de encefalocele, glioma, hemangioma, rabdomiossarcoma congénito e neurofibromatose.[20,21]

Tratamento

A ressecção cirúrgica é o tratamento de eleição para os teratomas orais. Em casos de obstrução respiratória, a traqueostomia ou intubação imediata pode ser um procedimento que salva vidas se for cuidadosamente planeada no período pré-natal. Em certos centros, o procedimento intraparto ex utero é efectuado num recém-nascido com as vias respiratórias comprometidas.[10,19,21]

HAMARTOMA

Introdução

O termo hamartoma implica um tumor não neoplásico ou uma condição semelhante a um tumor composta por elementos de tecido normalmente presentes numa determinada área.[9]

Definição

O hamartoma é um tumor benigno em que os componentes do tecido normal do órgão de origem estão dispostos de forma anormal.[19,21]

Localiza-se mais frequentemente no fígado, baço, rim, pulmão, pele e pâncreas. O hamartoma lingual foi descrito pela primeira vez em 1945 por Stamm e Tauber e pode ocorrer isoladamente ou em associação com síndromes.[19]

Os hamartomas odontogénicos também são descritos, pensando-se que surgem a partir dos remanescentes da lâmina dentária, considerando-se que os hamartomas odontogénicos epiteliais representam uma fase de transição entre uma verdadeira neoplasia odontogénica epitelial e uma lesão semelhante a um tumor (no sentido de um novo crescimento de células dos tecidos), mas essencialmente não neoplásica.[20]

As evidências apontam para duas fontes principais do epitélio do qual as lesões podem ser derivadas: a lâmina dentária (restos de Serres) e a bainha epitelial da raiz (restos de Malassez). Diz-se que, após a desintegração destas estruturas, a maioria das ilhas epiteliais, filamentos e aglomerados de células resultantes persistem nos ossos maxilares e nos tecidos gengivais ao longo da vida como elementos celulares "em repouso". Os estímulos, cuja natureza é mal compreendida, podem, a qualquer momento, desencadear a proliferação dos aglomerados celulares vitais, mas aparentemente inactivos ou "em repouso", dando origem a lesões. Caracteriza-se por uma mistura anormal de células ou tecidos nativos da peça, mas em excesso e não previstos.[20]

Características clínicas

Os hamartomas linguais que se apresentam como anomalia isolada são extremamente raros, havendo apenas relatos anteriores de pacientes, dos quais crianças. Os hamartomas linguais isolados ocorrem como lesões solitárias no dorso da língua, geralmente posteriores e na linha média, na área do forame cecum.[19,20]

A maioria dos hamartomas linguais são polipóides e mais comuns no sexo feminino, com uma relação mulher:homem de quase 2:1.[9]

Foram relatados múltiplos hamartomas na língua, mas essa ocorrência tem sido limitada a uma associação com outras síndromes, como a síndrome oral-facial-digital.[22]

A síndrome de Cowden (síndrome dos hamartomas múltiplos) é conhecida por apresentar múltiplos hamartomas em todo o corpo, incluindo a membrana mucosa da cavidade oral. No entanto, a lesão clássica da língua na síndrome de Cowden é uma língua escrotal e não um hamartoma lingual.[22]

Tratamento

A ressecção cirúrgica é o tratamento de eleição para o hamartoma oral.[9,22]

HIPERPLASIA PAPILAR INFLAMATÓRIA (PAPILOMATOSE DENTÁRIA)

Introdução

É um crescimento de tecido reativo que normalmente, embora nem sempre, se desenvolve por baixo da prótese. Alguns investigadores classificam esta lesão como parte do espetro da estomatite por dentadura. Embora a etiopatogénese exacta não seja conhecida.[10,11] As condições que estão frequentemente relacionadas com esta lesão são as seguintes[10,11]

1. Uma prótese mal ajustada
2. Má higiene da prótese dentária
3. Usar a prótese 24 horas por dia

Aproximadamente vinte por cento dos pacientes que usam dentaduras durante 24 horas por dia desenvolvem hiperplasia papilar. Alguns autores sugeriram a cândida como fator causal.

Características clínicas

Esta lesão ocorre normalmente no palato duro por baixo da base da dentadura. As lesões iniciais podem envolver a abóbada palatina e, nos casos avançados, cobrem a maior parte do palato. Esta lesão é menos frequente na zona do rebordo alveolar mandibular. Esta lesão raramente ocorre na zona palatina de pessoas que não usam próteses e que têm o hábito de respirar pela boca ou uma abóbada palatina alta. É geralmente assintomática. A mucosa é eritematosa e tem uma superfície papilar ou de seixos.[10,11]

Histopatologia

Microscopicamente, a mucosa apresenta numerosos crescimentos papilares na superfície, cobertos por epitélio escamoso estratificado hiperplásico. Em casos avançados, esta hiperplasia assemelha-se a um aspeto pseduoepiteliomatoso, que é frequentemente confundido com carcinoma. O tecido conjuntivo é composto por células inflamatórias e fibras coilgénicas densamente dispostas.[10,13]

Tratamento

A remoção de dentaduras e a interrupção do hábito de respiração bucal diminuem o eritema e o edema. Aplicação sistémica ou tópica de um medicamento antifúngico. Para os casos mais avançados, utiliza-se a excisão cirúrgica parcial ou total, a curetagem, a eletrocirurgia ou a criocirurgia como modo de tratamento. Após a remoção da lesão, as próteses são recolocadas.[10]

EPULIS FISSURATUM

Introdução

O epulis fissuratum é um crescimento tumoral ou hiperplasia de tecido conjuntivo fibroso que se desenvolve em associação com o rebordo de uma prótese total ou parcial mal adaptada. O termo epulis é geralmente aplicado a qualquer tumor da mucosa gengival ou alveolar, pelo que alguns autores defendem a não utilização deste termo, preferindo designar estas lesões por hiperplasia fibrosa inflamatória ou outros nomes descritivos. Outros epúlides incluem o epúlide de células gigantes, o epúlide fibroide ossificante e o epúlide congénito.[2,10]

Características clínicas

Desenvolve-se normalmente no aspeto facial, mais frequentemente do que no lado lingual do rebordo alveolar. Ocorre mais frequentemente no grupo etário médio a mais velho, como seria de esperar com o uso de dentaduras. Existe uma predisposição igual para a maxila e a mandíbula, afectando mais frequentemente a área anterior. Clinicamente, o epulis fissuratum aparece tipicamente como uma ou mais dobras únicas ou múltiplas de tecido hiperplásico no vestíbulo alveolar. Na maioria das vezes, existem duas dobras de tecido e o rebordo da prótese associada encaixa convenientemente na fissura entre as duas dobras. O tecido redundante é geralmente firme e fibroso, algumas lesões podem aparecer eritematosas e ulceradas, dando um aspeto semelhante ao granuloma piogénico. O tamanho da lesão pode variar de menos de 1 cm localizado a lesões maciças que podem envolver a maior parte do comprimento do vestíbulo.[9,10,13]

Características histopatológicas

Microscopicamente, o epulis fissuratum apresenta hiperplasia do tecido conjuntivo fibroso, ocorrendo frequentemente múltiplas dobras e sulcos no local onde a prótese colide com o tecido. O epitélio sobrejacente é frequentemente hiperparaceratótico e apresenta uma hiperplasia irregular das cristas das retas; em alguns casos, o epitélio apresenta hiperplasia inflamatória ou hiperplasia pseduoepiteliomatosa ou hiperplasia pseduocarcinomatosa. As áreas focais de ulceração não são invulgares, estando presente um infiltrado inflamatório crónico. Por vezes, pode incluir eosinófilos e folículos linfóides.[10,11,12]

Tratamento e prognóstico

O tratamento do epulis fissuratum ou pólipo fibroepitelial consiste na remoção cirúrgica. A prótese mal ajustada deve ser refeita ou recolocada para evitar a recorrência da lesão.[1]

PAPILOMA ESCAMOSO

Definição

O papiloma escamoso é definido como uma neoplasia benigna com origem no epitélio de superfície. O papiloma é um crescimento exofítico constituído por numerosas projecções semelhantes a dedos.[9,10]

Também pode ser definido como uma proliferação benigna do epitélio escamoso estratificado, que resulta numa massa exofítica papilar ou verrucosa frequentemente induzida pelo vírus do papiloma humano (HPV).[13]

Etiologia

Papel do vírus do papiloma humano

Foi demonstrado que os papilomas escamosos orais estão associados ao mesmo subtipo de papilomavírus humano (HPV) que causa as verrugas cutâneas. Outros papilomas orais têm sido associados a diferentes subtipos de HPV. Também é questionável se todos os papilomas orais são de origem viral. Foi demonstrado que a classe de HP Vs é muito grande (mais de 100 subtipos) e que individualmente estes vírus estão associados a muitas condições do epitélio escamoso. O HPV é um membro do grupo dos papovavírus. É um vírus de ADN que contém uma única molécula de ADN de cadeia dupla. [9,12,23]

Os vírus propriamente ditos são partículas icosaédricas não envelopadas que variam entre 45 nm e 55 nm de diâmetro, com 72 capsómeros numa disposição enviesada. As várias espécies são antigenicamente distintas, partilhando alguns determinantes antigénicos comuns. A replicação do HPV ocorre nos núcleos das células epiteliais como resultado da estimulação da síntese de ADN do hospedeiro. O genoma viral é expresso tanto na fase inicial como na fase tardia, sendo as proteínas histonas do hospedeiro incorporadas nos viriões. Se a produção de descendentes for bloqueada, pode resultar numa infeção persistente. No entanto, se forem produzidos vírus intactos, podem ser libertadas novas partículas infecciosas com ou sem morte celular.[23,24]

A etiopatogénese proposta é o HPV, o vírus é capaz de se integrar no ADN da célula hospedeira. Até hoje foram identificados pelo menos 100-150 tipos diferentes de HPV, os vírus considerados de elevado potencial oncogénico incluem os HP Vs 16, 18, 31, 33, 35, 39, 45, 51, 55, 56, 58, 59, 66 e 68.[10,23,24]

Entre estes, 24 tipos de HPV estão associados a lesões de neoplasias da cabeça e do pescoço. Estes vírus estão particularmente associados às lesões das células epiteliais do colo do útero, da uretra, da região anogenital, da pele, do trato aerodigestivo, das mucosas nasais e orais. Os papilomas escamosos são causados pelos tipos 6 e 11 do HPV.[23,24]

Os estudos postularam que a transmissão de doenças pode ser feita por meios sexuais e não sexuais, objectos contaminados, saliva ou leite materno. Os vírus dos papilomas escamosos parecem ter baixas taxas de virulência e de infecciosidade.[23,24]

É plausível que a infeção por HPV da cavidade oral, oro-faringe, laringe e pele ocorra no início da vida através do canal de parto ou através de contacto próximo com pessoas infectadas. O período de incubação ou latência varia entre 3 e 12 meses e a ocorrência é de 1 em cada 250 adultos. Representa 3% de todas as lesões orais submetidas a biopsia e 7-8% de todas as massas orais em crianças.[23,24]

A sequência de ADN do HPV 16 e 18 encontra-se em cerca de 85% dos carcinomas espinocelulares invasivos e nos seus precursores, como a displasia e o carcinoma in situ. A infeção pelo HPV actua como iniciador e as mutações somáticas adicionais são essenciais para o desenvolvimento do carcinoma, que são facilitadas pelo tabagismo, outras infecções coexistentes e deficiências nutricionais.[25]

Características clínicas

A frequência de ocorrência é igual tanto em homens como em mulheres, pode ocorrer em qualquer idade, mas a maioria dos casos diagnosticados situa-se entre os 30-40 anos de idade, mesmo as crianças são afectadas. Os locais mais comuns de envolvimento na cavidade oral são a língua, seguida dos lábios e do palato mole, podendo surgir em qualquer superfície da cavidade oral.[9,10,23,25]

O papiloma escamoso apresenta-se clinicamente como um nódulo exofítico macio, indolor, normalmente pedunculado, com muitas projecções semelhantes a dedos que dão um aspeto típico de couve-flor ou verruga.[23,24]

O papiloma apresenta-se com uma cor branca ou ligeiramente vermelha, sendo que a variação da cor depende do grau de queratinização da superfície. O HPV pode manifestar-se clinicamente de três formas: infeção transitória ou subclínica em 50% dos casos, infeção regressiva em 30% dos casos e infeção persistente.[25,26]

Potencialidade de transformação do papiloma em malignidade associada ao HPV 16 e 18 [12,27,28,29]

A infeção pelo papiloma causada pelo HPV actua como iniciador e são essenciais mutações somáticas adicionais, sendo a ocorrência destas alterações facilitada pelo tabagismo, outras infecções coexistentes, deficiência nutricional e alterações hormonais, sendo todos estes factores considerados responsáveis pela transformação maligna. Alguns estudos afirmam que o ADN do HPV foi detectado em cerca de 95% dos casos de tumores cervicais associados. A proteína E6 do HP Vs de alto risco oncogénico é capaz de se associar à proteína p53, onde a proteína viral E6 recruta a proteína celular E6AP que funciona como uma ubiquitina ligase para o complexo que contém a p53.

Este recrutamento resulta na ubiquitinação do p53 seguida da sua rápida degradação. Sem a p53, a célula perde a sua capacidade de perceber e reparar possíveis danos no ADN e a divisão celular continua sem reparação. Poucos estudos referem que os ensaios imunohistoquímicos para a proteína p53 são negativos, sugerindo assim um carácter benigno para a lesão e um risco mínimo de transformação em malignidade.

Histopatologia

Muitas projecções longas, finas e semelhantes a dedos estendem-se acima da superfície da mucosa. Cada projeção em forma de dedo é revestida por epitélio escamoso estratificado e contém um tecido conjuntivo central fino. As células espinhosas proliferam num padrão papilar e a camada de queratina está por vezes espessada, dando um aspeto clínico mais branco. Podem ou não ser observados coilócitos - células alteradas pelo HPV. As células epiteliais de nível superior apresentam núcleos picnóticos e crenados, frequentemente rodeados por uma zona edematosa ou opticamente clara, formando a chamada célula "coilocítica". Pensa-se que esta célula é indicativa de um estado alterado por vírus. Ocasionalmente, os papilomas apresentam hiperplasia basilar com poucas figuras mitóticas, o que pode ser frequentemente confundido com uma displasia ligeira. São também observadas células inflamatórias crónicas. [9,10,11,12,23,]

Diagnóstico diferencial [10,11,12]

1. Xantoma verruciforme
2. Hiperplasia papilar
3. Condiloma acuminado.

O xantoma verruciforme pode assemelhar-se ao papiloma escamoso, embora esta lesão tenha uma predileção distinta pela gengiva e pelo rebordo alveolar. Uma relação causa-efeito (por exemplo, lesão que aparece sob uma prótese mal ajustada) deve ser evidente para a hiperplasia papilar inflamatória. O condiloma seria maior do que o papiloma, teria uma base mais larga e apareceria de cor-de-rosa a vermelho como resultado de uma menor queratinização. Além disso, papilomas escamosos agrupados ou múltiplos sugerem hiperplasia epitelial focal.

Tratamento

A remoção cirúrgica é o tratamento de eleição, quer por excisão de rotina quer por ablação por laser. Outras modalidades de tratamento incluem a electrocauterização, a criocirurgia e injecções intralesionais de interferão. A recorrência é pouco frequente, exceto no caso de lesões em doentes infectados com o vírus da imunodeficiência humana (VIH).[9,10,24,28]

VERRUGA VULGAR

Introdução

A verruga vulgar é a lesão mais prevalente do HPV na pele, mas também se encontra na mucosa oral.[9,10]

O vírus do papiloma humano (HPV) é um habitante comum da cavidade oral. Os mais comuns são os tipos genitais (HPV 6, 11, 16), os tipos cutâneos (HPV 2, 57), em pessoas imunocomprometidas (HPV 7) e o HPV 32 para a doença de heck. 1 Pensa-se que os tipos de HPV 18, 16, 31, 33 e 45 conferem uma elevada taxa de transformação maligna. A verruga vulgar oral (OW) é um papiloma viral, sendo mais comum na pele do que na cavidade oral. As lesões orais são raras e benignas e são normalmente causadas por auto-inoculação a partir de lesões nos dedos e nas mãos. O HPV pode, mas não necessariamente, produzir lesões orais clínicas até que o paciente tenha alguma morbidade coexistente.[30,31]

As localizações mais comuns são as áreas mucosas em que a queratinização do epitélio se assemelha à da pele, ou seja, lábio, palato duro e gengivas. Tem sido enfatizado que o diagnóstico de verruga oral deve ser preservado para lesões que mostram características histológicas de verruga vulgar da pele. Ao exame clínico, a verruga é muitas vezes indistinguível do SCP e do condiloma Para confirmar o diagnóstico, os tipos de HPV cutâneos devem ser identificados na verruga oral. Até à data, não existem estudos de acompanhamento sobre a história natural da verruga oral.[31,32]

Etiopatogénese

Pensa-se que a etiologia da verruga vulgar seja o vírus do papiloma humano dos tipos 2 e 4, que estão associados à verruga vulgar. A presença do HPV indica uma replicação viral ativa na lesão.[9] >[w],303132

As doenças e os tipos de vírus do papiloma humano [30]

Oral disease	HPV type
Verruca vulgaris	2,4
Condyloma lata	6,11

Squamous papilloma	6,11
Oral leukoplakia	16,18
Oral squamous-cell carcinoma	16,18
Verrucous carcinoma	6,11,16
Maxillary sinus papilloma	57

Método de transmissão

O HPV é transmitido por contacto direto entre o vírus e a pele não intacta. É transmitido por transferência de fómites sexualmente transmissíveis ou não sexuais, horizontais ou por auto-inoculação. A verruga vulgar é contagiosa e pode propagar-se a outras partes do corpo através de auto-inoculação, como roer as unhas ou chuchar nos dedos. As lesões nas crianças tendem a surgir em locais orais anteriores a partir da verruga vulgar na pele dos dedos.

Os papilomas escamosos são diferentes e têm uma virulência extremamente baixa e uma baixa taxa de infecciosidade. Não se pensa que sejam contagiosos.[30,31,32]

Características clínicas

A verruga vulgar é predominante na pele das mãos, mas quando a mucosa oral é afetada, é principalmente no bordo do vermelhão, na mucosa labial ou na parte anterior da língua. A lesão pode ser idêntica a um papiloma escamoso, mas tende a apresentar projecções pontiagudas ou verruciformes na superfície, pedúnculo estreito, cor branca devido à grande quantidade de queratina na superfície e lesões agrupadas. Tal como o papiloma, a verruga vulgar aumenta rapidamente até atingir o tamanho máximo de cerca de 5 mm.[9,10,30,31,32]

O OVV pode produzir alterações irreversíveis na mucosa oral que têm a propensão de progredir para carcinoma verrucoso ou carcinoma de células escamosas oral (OSCC). Até mesmo neoplasias híbridas compostas por OW e OSCC podem coexistir em 17% dos casos.[31]

Características histopatológicas

A verruga vulgar é também caracterizada por uma proliferação de epitélio escamoso estratificado hiperqueratótico disposto em projecções pontiagudas ou em forma de dedo, cada uma com o seu núcleo de tecido conjuntivo. Difere do papiloma pelo facto de as cristas alongadas das rete tenderem a convergir para o centro da lesão, produzindo um efeito de taça. Além disso, uma camada de células granulares proeminente (hipergranulose) exibindo grânulos de querato-hialina grosseiros e aglomerados é tipicamente encontrada, e coilócitos abundantes são frequentemente vistos na camada espinhosa superficial.

Por vezes, observam-se inclusões virais intranucleares eosinofílicas nas células da camada granular, uma caraterística nunca encontrada no papiloma escamoso.[10,29,30,31,32]

Diagnóstico diferencial

Devido à semelhança das lesões do HPV, devem ser consideradas várias apresentações clínicas. Quando a lesão é única, o diagnóstico diferencial inclui xantoma verruciforme, hiperplasia papilar e condiloma acuminado. O xantoma verruciforme pode assemelhar-se ao papiloma escamoso, mas esta lesão desenvolve-se normalmente na gengiva ou no rebordo alveolar.[9,10,11,31,32]

Tratamento

A verruga vulgar intra-oral é tratada eficazmente por excisão cirúrgica ou curetagem, mas existem outros tratamentos disponíveis. Estes tratamentos alternativos incluem a crioterapia com azoto líquido e a aplicação tópica de agentes queratinolíticos contendo ácido salicílico e ácido lático. A recorrência é observada numa pequena proporção dos casos tratados e sobretudo em crianças.[9,10,31]

As lesões extra-orais no lábio ou no canto da boca podem ser tratadas com agentes tópicos, tais como podofilox solução tópica (Condylox) ou fluorouracil 5% tópico (Efiidex). O creme de imiquimod a 5% (Aldara) pode ajudar a prevenir a recorrência após a resolução das lesões. [9,10,11,33]

CAPÍTULO 3

CONDILOMA ACUMINADO

Introdução

Os condilomas acuminados são lesões papilares benignas relativamente comuns da pele ou da mucosa da cavidade oral e da região anogenital. Os tipos 6 e 11 do HPV estão mais frequentemente associados aos condilomas. O condiloma acuminado oral é uma doença sexualmente transmissível, reflectindo provavelmente a infeção por contacto orogenital direto. A transmissão vertical da mãe para o recém-nascido também foi registada, sendo responsável pelos papilomas da laringe. Foram observados condilomas orais com verrugas genitais simultâneas no doente ou nos parceiros sexuais do doente.[9,10,34]

Características clínicas

Os condilomas orais são mais comuns em homens brancos na terceira ou quarta décadas de vida; são geralmente assintomáticos; e envolvem frequentemente a mucosa labial, a língua e o pavimento da boca. O seu aspeto clínico é bastante variável e vai desde pequenas lesões sésseis a grandes proliferações pedunculadas com pequenos crescimentos satélite. Clinicamente, podem mimetizar, entre outras lesões, papiloma escamoso, verruga vulgar, xantoma verruciforme, leucoplasia associada a inflamação crónica ou carcinoma verrucoso.[10,34,35]

Características histopatológicas

Histologicamente, os condilomas orais são tipicamente proliferações papilares de epitélio escamoso com acantose proeminente e paraqueratina que revestem criptas profundas, semelhantes às suas congéneres do trato genital inferior. A coilocitose é a caraterística diagnóstica clássica, consistindo em células com halos perinucleares de vários tamanhos e acompanhadas por variabilidade no tamanho e cromaticidade nucleares, bem como irregularidade da membrana nuclear. Estas características são mais proeminentes em direção à superfície da lesão. A transformação maligna destas lesões é muito rara.[10,35,36]

Aparentemente, outros achados histológicos normalmente associados à infeção por HPV dependem do local e do tecido. No colo do útero, um padrão de crescimento anormal com atipia nuclear e halos perinucleares de vários tamanhos e formas assinala a doença aguda (ou seja, uma lesão intra-epitelial escamosa de baixo grau), enquanto uma atipia nuclear mais pronunciada com um padrão de crescimento anormal assinala a presença de uma lesão de alto grau.Na vulva, no pénis e na região perianal, a papilomatose com halos perinucleares não uniformes e tamanho, forma e cromaticidade nucleares variáveis na camada granular é a caraterística histológica típica do condiloma.[34,36]

Com numerosos mímicos clínicos e histológicos, surgem frequentemente dificuldades de diagnóstico na interpretação de lesões orais sugestivas de condiloma. Está bem documentado que o HPV é raramente - ou nunca - detectado in situ na mucosa genital ou oral de aspeto normal, mesmo quando é utilizado um método in situ baseado na reação em cadeia da polimerase (PCR). Uma vez que o HPV está sempre presente, normalmente em números de cópias muito elevados, em condilomas inequívocos do pénis, vulva, vagina e região perianal, o método de hibridação in situ oferece uma elevada especificidade e sensibilidade na diferenciação do condiloma real dos seus mímicos.[34]

Tratamento

O tratamento deve ser individualizado, dependendo do tamanho, número e localização da lesão. A excisão cirúrgica é o tratamento de eleição, particularmente quando se pretende efetuar uma biopsia. O tratamento clínico deve incluir a administração de agentes queratolíticos com destruição celular, como o ácido tricloroacético, e outros como o flouracil, a podofilina e o imiquimod. A remoção cirúrgica pode ser efectuada por qualquer um dos métodos mencionados, como a excisão cirúrgica, a electrocauterização ou o laser. Devido ao potencial oncogénico do HPV, devem ser reforçadas as medidas preventivas para os doentes, como a vacinação contra o HPV, atualmente disponível.[10,35,36]

HIPERPLASIA EPITELIAL FOCAL
(DOENÇA DE HECK)
Introdução

A hiperplasia epitelial focal (HEF), também conhecida como doença de Heck, foi descrita em 1965 por Archard et al e Witkop e Niswander em pacientes de populações indígenas norte-americanas e sul-americanas. A hiperplasia epitelial focal é uma proliferação rara, induzida por vírus e localizada, do epitélio escamoso oral que foi descrita pela primeira vez em nativos americanos e inuítes (esquimós). Esta condição é frequentemente designada na América Latina como hiperplasia epitelial multifocal do papilomavírus ou hiperplasia epitelial multifocal, que são considerados termos mais exactos.[9,10,11,37]

Etiologia

O agente etiológico da doença de Heck foi caracterizado pela primeira vez em 1983 e foi designado como HPV. Atualmente, sabe-se que existe em muitas populações e grupos étnicos e é aparentemente produzido pelo HPV tipo 13 e possivelmente pelo tipo 32. Em muitos estudos, foi demonstrado que a desnutrição, a falta de higiene e as condições sociais também têm sido associadas a esta doença.

A FEH tem uma ampla gama de frequência de uma região geográfica para outra (de 0,002 a 35%). No Irão, esta doença parece ser rara. Uma pesquisa bibliográfica sobre a doença de Heck por investigadores iranianos.[10,37,38]

Um estilo de vida comunitário, com partilha caraterística de alimentos e objectos pessoais, falta de higiene e pobreza extrema têm sido associados a esta doença. A predisposição genética parece ser importante, e pensa-se que o alelo HLADR4 (DRB1-0404), em particular, desempenha um papel importante na vulnerabilidade aos vírus HPV 13 ou 32.[37,38]

Foi registada uma associação entre a FEH e a imunodeficiência. Num caso, a FEH desenvolveu-se após tratamento imunossupressor. A FEH também foi descrita em dois irmãos com deficiência de adesão leucocitária. Existem alguns relatos de FEH em associação com infeção por VIH.

Normalmente, a FEH é uma doença que afecta crianças e, ocasionalmente, adultos jovens e de meia-idade, com manifestações frequentes na mesma família. A incidência da doença varia de acordo com os diferentes estudos, mas verificou-se que ocorre em cerca de 35% dos indivíduos nalgumas tribos.[37,39]

Características clínicas

Os locais de envolvimento na cavidade oral incluem a mucosa labial, bucal e lingual. Clinicamente, esta doença apresenta-se como múltiplas pápulas moles, não tenras, achatadas ou arredondadas. Tipicamente, estas lesões estão agrupadas com tendência para a confluência, apresentando por vezes um aspeto empedrado ou fissurado, ou podem estar dispersas pela mucosa oral. Normalmente têm a cor da mucosa normal circundante e podem desaparecer quando esticadas. Ocasionalmente, a lesão pode apresentar-se pálida ou mesmo branca37, 38, 39

Raramente, algumas lesões ocasionais apresentam uma ligeira alteração da superfície papilar. As lesões individuais são pequenas (3 a 10 mm), discretas e bem demarcadas, mas frequentemente podem estar agrupadas de tal forma que toda a área assume um aspeto de paralelepípedo ou fissurado.[10,39]

A HEF deve ser clinicamente diferenciada principalmente da verruga vulgar e do condiloma acuminado. Normalmente, estas duas doenças ocorrem como lesões solitárias ou são em número reduzido em comparação com a HEF, e surgem num contexto clínico completamente diferente. Pode ser difícil distinguir entre estas lesões apenas com base na histopatologia. No entanto, a demonstração de subtipos específicos do vírus HPV (ou seja, 13 e 32) permite um diagnóstico definitivo. Outras lesões que poderiam ser consideradas em alguns casos são a doença de Cowden (síndroma de hamartoma múltiplo) e a doença de Crohn, mas o aspeto histológico das lesões e o contexto clínico permitem normalmente excluir estas doenças.[38,39]

Histopatologia

A FEH apresenta um espetro de alterações patológicas. As características distintivas incluem uma hiperplasia epitelial de vários graus, resultando no alongamento das cristas das retas e acantose. As cristas das retas estão à mesma profundidade que as cristas das retas normais adjacentes. Este fenómeno resulta da extensão da mucosa para cima, mas não para baixo. É frequente a ocorrência de baqueteamento e de anastomose das cristas reticulares. A superfície é coberta por uma camada de paraqueratose, e algumas células epiteliais superficiais apresentam vacuolização acentuada ou coilocitose, semelhante à encontrada noutras lesões induzidas pelo HPV.[9,10,11,37,38]

Ocasionalmente, os queratinócitos apresentam um núcleo anormal com heterocromatina grosseira aglomerada que se assemelha a uma figura mitótica, sendo estas células designadas por células mitosóides, corpos mitosóides ou figuras mitosóides. Outros achados incluem ocasionalmente células binucleadas e um aumento do número de mitoses.[38,39]

Os primeiros trabalhos mostraram partículas de papilomavírus no citoplasma e nos núcleos das células afectadas. As técnicas de hibridação *in situ* do ADN e de imunohistoquímica demonstraram ainda mais a presença do HPV. A reação em cadeia da polimerase (PCR) e a sequenciação do ADN permitem a confirmação do diagnóstico histopatológico em casos duvidosos e a identificação do subtipo de HPV responsável pela lesão.[38,40]

Diagnóstico diferencial

O diagnóstico diferencial inclui a doença de Cannon (nevo esponjoso branco), a doença de Cowden (síndrome do hamartoma múltiplo) e a síndrome de Gorlin-Goltz (hipoplasia dérmica focal). A doença de Cannons também se apresenta durante a infância ou adolescência e envolve a mucosa oral, mas as lesões são espessadas, dobradas e têm um aspeto macio e esponjoso. É herdada como um traço autossómico dominante. Na doença de Cowden, para além da mucosa oral, as lesões ocorrem à volta da boca, nariz e orelhas e, clinicamente, assemelham-se mais a verrugas.[38,39,40]

A síndrome de Gorlin-Goltz também pode apresentar papilomas múltiplos na cavidade oral, mas está associada a outras anomalias orais, incluindo assimetria dos ossos faciais, dentes ausentes ou hipoplásicos, fenda orofacial e má oclusão. O carcinoma verrucoso pode ocorrer em diferentes grupos etários, juntamente com características epidemiológicas que são tipicamente encontradas nos carcinomas orais.[38,39,40]

Tratamento

A doença de Heck tende a regredir espontaneamente, embora possa persistir durante muitos anos, tendo sido descritos casos em idosos. Muitos métodos de tratamento têm sido propostos para a HEF: cirurgia com bisturi, crioterapia, ablação por laser, eletrocoagulação e tratamentos tópicos como o interferon-pi7,18 e o imiquimodl9 também têm sido propostos e devem ser preferidos, especialmente em crianças não colaborantes. Entre os diferentes procedimentos terapêuticos descritos, a cirurgia com laser de CO2 parece ser um dos melhores.

As vantagens deste método são o seu efeito hemostático, a cicatrização sem cicatrizes, os menores riscos de hemorragia e infeção e a adesão do doente. Estes doentes devem ser acompanhados para investigação do sucesso do tratamento.[9,10,40]

QUERATOACANTOMA

Introdução

O queratoacantoma foi descrito pela primeira vez em 1889 por Jonathan Hutchinson. Descreveu a lesão como "úlcera crateriforme da face". Mais tarde, o queratoacantoma centrifugum marginatum foi descrito em 1965 por Belisário como uma entidade separada.[41]

Os sinónimos para o queratoacantoma (KA) são carcinoma auto-reparador ou Pseudocarcinoma. O queratoacantoma é definido como uma proliferação epitelial benigna e normalmente de crescimento rápido, com origem na porção supra sebo-glandular dos folículos pilosos.[9,11,12,13,42,43]

A doença representa normalmente um desafio diagnóstico para o clínico, uma vez que as características clínicas e histopatológicas do KA podem assemelhar-se às de um carcinoma de células escamosas (CEC) bem diferenciado, sendo a caraterística principal da doença a resolução espontânea após uma fase estacionária intermédia.[43]

O comportamento biológico do KA tem sugerido que a bainha da raiz externa do infundíbulo do folículo piloso é a origem destas lesões, uma vez que os folículos pilosos evoluem naturalmente através de ciclos que compreendem fases de atividade/crescimento (anágena), transição (catágena) e repouso/perda (telógena).[43]

Etiologia

A etiologia do KA ainda permanece obscura; no entanto, têm sido implicados os raios actínicos, traumatismos, factores genéticos, estado imunocomprometido e HPV, especialmente os subtipos 26 ou 37. A associação com queimaduras ou danos solares é sugerida pelo facto de a maioria das lesões solitárias serem encontradas em superfícies expostas. Lesões semelhantes ao queratoacnatoma são encontradas em animais através da aplicação cutânea de carcinogéneos. [9,10,11,12,13,42,43]

Existe associação entre a KA e a predisposição hereditária para lesões múltiplas e estas ocorrem com maior frequência em doentes imunocomprometidos e com a SÍNDROME DE MUIR-TORRE SÍNDROME DE MUIR-TORRE: Caracterizada por neoplasias seabáceas, queratoacantomas e carcinomas gastro-intestinais.[42,43]

Características clínicas

A lesão apresenta uma preponderância masculina e ocorre frequentemente em áreas expostas ao sol da face, pescoço e antebraços. A KA pode aparecer frequentemente no bordo vermelhão dos lábios, obrigando assim os profissionais de medicina dentária a estarem atentos à lesão, que ocorre normalmente num grupo etário mais velho.[9,10,41]

As lesões apresentam-se tipicamente como um nódulo exofítico solitário, firme ou nodular que progride rapidamente para um nódulo séssil em forma de cúpula, com uma ulceração crateriforme central ou um tampão de queratina. A porção exterior do nódulo tem uma textura ou cor normal, podendo ser eritematosa, e o tampão de queratina central é amarelado, castanho ou preto com verrugas irregulares e crostosas.[10,11,42,43]

A evolução clínica da KA é normalmente típica da lesão. Começa como um nódulo que cresce rapidamente em tamanho durante um período de 4-5 semanas, permanece estático durante mais 4-8 semanas antes de sofrer involução espontânea com a expulsão de queratina e resolução completa observada nas 6-8 semanas seguintes. Foram registados casos de KA solitário que persistem durante um ano ou mais antes de sofrerem uma resolução espontânea.[41,43]

A hipótese é que um mecanismo imunológico inexplicável e/ou o comportamento do tecido parental de origem possam ser as possíveis razões para a auto-resolução da KA.[42]

Semelhanças e diferenças entre o Queratoacantoma e o Carcinoma de células escamosas bem diferenciado

O KA solitário é frequentemente difícil de diferenciar do CEC bem diferenciado, tanto clínica como histologicamente. Alguns estudos, como a análise comparativa de aberrações cromossómicas, foram efectuados para discriminar as duas lesões, tendo-se verificado que a instabilidade cromossómica era significativamente mais elevada no CEC cutâneo do que no KA. Esta diferença na expressividade genómica das duas lesões foi correlacionada com o seu comportamento biológico e patogenicidade diferentes. A irritação sob a forma de raios actínicos, traumatismos, alcatrão, vírus, são implicações comuns tanto para o KA como para o SCC, mas os KAs são produtos pervertidos dos folículos pilosos com algum tipo de força que ainda controla o crescimento e/ou o comportamento regressivo da lesão. O KA pode persistir se a exposição ao irritante for prolongada ou se, de alguma forma, houver inibição das influências cíclicas normais no tecido de origem. Assim, o CEC é considerado uma neoplasia biologicamente maligna com a capacidade de metastizar e invadir, em contraste com o KA, que sofre uma resolução espontânea e, por conseguinte, é considerado um tumor autolimitado e benigno.[41,42]

Normalmente, os queratoacantomas desenvolvem-se em três fases. A fase inicial de proliferação é muitas vezes difícil de distinguir histologicamente do CEC, uma vez que se observa uma elevada atividade mitótica, o grau de queratinização é ainda baixo e a atipia nuclear é comum, muitas vezes num grau mais elevado do que no CEC. A lesão totalmente desenvolvida é normalmente diagnosticada mais facilmente e é seguida pela fase de involução com deteção frequente de células apoptóticas. Uma vez que as lesões suspeitas são frequentemente excisadas precocemente, esta evolução típica é raramente observada.[10,11]

A imunohistoquímica pode ser efectuada para ajudar na diferenciação entre KA e SCC.[42]

Histopatologia

A amostra de tecido lesional deve ser colhida através de uma biopsia excisional ou de uma grande incisão, com inclusão do epitélio adjacente clinicamente normal, para uma interpretação histopatológica adequada, uma vez que o padrão global do tumor é mais importante para o diagnóstico do que o aspeto das células individuais. [42,43]

O queratoacantoma é uma lesão exoendofítica, simétrica, caracterizada por lóbulos bulbosos profundos de epitélio escamoso queratinizante bem diferenciado com uma cratera central preenchida por queratina. Existe uma acantose marcada com hiperqueratose e pouca ou nenhuma paraqueratose. Nas lesões iniciais, existe uma atipia marcada e figuras mitóticas na base da lesão. As células no centro do tumor têm um aspeto "vítreo". Existe um lábio nos bordos do epitélio normal que se estende sobre a cratera queratinosa central. Está presente um infiltrado celular inflamatório proeminente em redor da lesão. n-[12,13,41,42]

A lesão em regressão é caracterizada pela perda do aspeto crateriforme, banda de fibrose, infiltrado granulomatoso e menor atipia citológica. Pode estar presente invasão perineural e vascular. Microabscessos são comuns na borda de avanço dessas lesões. 11-12,13,41,42,43

Tratamento

O tratamento de escolha para todos os tipos de queratoacantomas continua a ser a excisão cirúrgica com verificação histopatológica do diagnóstico. Se a cirurgia não for possível, pode ser considerada uma terapia de radiação com doses tumorais. Várias outras opções terapêuticas, como a criocirurgia, os lasers, a curetagem e a cauterização, a radioterapia, a podofilina e o 5-flourouracil tópicos, o bismuto intralesional, a bleomicina, o interferão alfa-2a, o mehtotrexato e a triamcinolona e os retinóides administrados por via sistémica, têm sido considerados eficazes em casos individuais, mas não existem, até à data, estudos clínicos controlados que demonstrem a eficácia destes tratamentos. Por conseguinte, estas opções não podem ser recomendadas de um modo geral e devem ser consideradas apenas em casos seleccionados, quando existem contra-indicações para as terapêuticas mais estabelecidas. [11,12,41,42]

CARCINOMA VERRUCOSO (VC)

Introdução

O carcinoma verrucoso, descrito pela primeira vez em 1948 por Lauren V. Ackerman, é uma forma de carcinoma de células escamosas com características clínicas, morfológicas e citocinéticas específicas. O termo CV refere-se aos tumores escamosos exofíticos da mucosa ou da pele que se encontram amontoados acima da superfície epitelial, com uma superfície micronodular papilar e margens empurradas. Na literatura, são utilizados vários nomes para descrever esta entidade, incluindo tumor de Ackerman, tumor de Buschke-Loewenstein, papilomatose oral florida, epitelioma cuniculatum, carcinoma cuniculatum e cancro de Snuff Dippers. A maioria dos tumores que envolvem o trato aerodigestivo superior encontra-se na cavidade oral, sendo a glote laríngea o local não oral mais frequente.[10,11,12]

Shear e Pindborg descreveram uma condição denominada hiperplasia verrucosa em 1980. Ambas as lesões assemelham-se muito clínica e patologicamente. A hiperplasia verrucosa tem sido considerada um estádio antecedente ou uma forma precoce do carcinoma verrucoso e acredita-se que tenha o mesmo potencial biológico.[43,44]

Epidemiologia e etiologia

O cancro da boca representa cerca de 2-12% de todos os cancros orais e ocorre principalmente em homens idosos com mais de 55 anos de idade, estando estreitamente associado ao consumo de tabaco. Outros agentes irritantes da mucosa oral, como a mastigação de nozes de beterraba, a má higiene dentária e a infeção pelo vírus do papiloma humano (HPV), têm sido implicados no desenvolvimento do CV oral, principalmente o HPV16&18.

A única avaliação epidemiológica deste tumor numa cultura ocidental indicou uma taxa de incidência anual média de uma lesão oral por milhão de habitantes por ano,[10,12,44,45]

Características clínicas

Os locais mais comuns afectados são a mucosa bucal, o vestíbulo da arcada inferior e o palato duro, seguidos do lábio e de outros locais da mucosa oral. Os carcinomas verrucosos são lesões hiperqueratóticas de crescimento lento, exofíticas e bem demarcadas. Apresentam-se normalmente como lesões extensas, brancas e verrucosas.[10,11,12,44,45]

O aspeto macroscópico do tumor de Ackerman depende de vários factores, como a duração da lesão, o grau de queratinização e as alterações na mucosa adjacente. O carcinoma completamente desenvolvido é uma lesão volumosa exofítica cinzenta a vermelha com uma superfície rugosa, desgrenhada e papilomatosa. O termo "verrucoso" é utilizado devido às suas projecções superficiais finas, semelhantes a dedos. Pode crescer através dos tecidos moles das bochechas, penetrar na mandíbula ou no maxilar e invadir o espaço perineural. As metástases regionais nos gânglios linfáticos são raras e não foram registadas metástases à distância.[44,45]

A cinética celular do carcinoma verrucoso é distinta, contendo uma zona espessa de células não proliferativas e não queratinizantes entre a camada germinativa basal da mucosa escamosa normal, sem células em fase S.[44,45]

Em contraste, o carcinoma de células escamosas não verrucoso manifesta uma distribuição de células em fase S em todas as zonas não queratinizadas. É provável que a maioria dos casos relatados no passado como papilomatose florida oral represente a fase inicial e não invasiva do carcinoma verrucoso. A hiperplasia verrucosa e o carcinoma verrucoso são indistinguíveis do ponto de vista clínico.[45,46]

A associação clínica com a leucoplasia é significativa e as evidências indicam que a leucoplasia não tratada pode evoluir, com o tempo, para uma hiperplasia verrucosa e/ou um carcinoma verrucoso. A leucoplasia é, de facto, uma designação clínica provisória para uma lesão queratósica branca da mucosa cujo diagnóstico não pode ser determinado clinicamente e que, por isso, requer uma biopsia.[45,46]

Características microscópicas

O aspeto histológico é descrito como um tumor escamoso altamente diferenciado coberto por uma espessa camada queratinizada disposta em pregas profundamente invaginadas com uma reação tipicamente inflamatória no estroma composta por linfócitos, plasmócitos e histiócitos que tendem a delimitar a massa tumoral. A margem profunda nitidamente circunscrita é frequentemente caracterizada como "pushing border". [10,11,12,44]

Características clínico-patológicas do carcinoma verrucoso[45]

1.	Sites of prediction	Oral Cavitry, larynx
2.	Age/Sex	Men over 50 years.
3.	Habits	Tobacco user, poor oral hygiene.
4.	Grade of malignancy	Low grade of local significance only.
5.	Metastatic	None in bonafide cases
6.	Gross appearance	Exophytic of fungating usually keratinizing.
7.	Associated mucosal changes	Leukoplakia, metachronous or synchronous squamous cell neoplasm
8.	Differentiation of cells	High grade, Uniform.
9.	Cytologic feature of Malignancy	Rare to absent
10.	Depth of lesion	Pushing of blunt invasion
11.	Cellular (host) response	Usually predominant.
12.	Hybrid malignancy	20% of case approx.

Diagnóstico diferencial[9,11,13]

Histologicamente, o CV tem de ser distinguido da hiperplasia epitelial inflamatória reactiva, do papiloma escamoso, do CEC convencional e do CECP.

A ausência de atipia celular serve para excluir o CEC convencional e o CECP, esta última lesão que será discutida mais pormenorizadamente no âmbito do conteúdo específico do CV; este achado pode ser útil para diferenciar o CV de lesões benignas. O registo do tamanho nuclear através da análise de imagens foi sugerido como sendo útil para diferenciar o CV do papiloma escamoso, uma vez que as células do CV são, em geral, maiores (>300 pm) do que as dos papilomas (<250 pm).

Além disso, em comparação com o CV, os papilomas escamosos têm tipicamente um padrão de crescimento exofítico e ramificado mais complexo, frequentemente com uma produção mínima de queratina. Esta última caraterística contrasta com o CV, que normalmente apresenta uma queratinização extensa.

A hiperplasia epitelial inflamatória reactiva e o CV são compostos por epitélio espessado sem atipia celular e por um componente estromal densamente infiltrado por linfócitos e células plasmáticas. Pode ser útil perceber que, na hiperplasia inflamatória reactiva, as rete pegs formam, na maioria dos casos, uma rede de anastomoses e exibem extensões delgadas, ao passo que, no CV, as rete pegs são mais largas e rombas.

Além disso, as mitoses suprabasais tipicamente observadas na CV estão ausentes na hiperplasia epitelial inflamatória

Tratamento

A excisão cirúrgica ampla é recomendada como tratamento de escolha, uma vez que alguns estudos sugerem que a transformação plástica do tumor pode ocorrer após a radioterapia. No entanto, alguns autores relataram que a resposta do CV à radioterapia é comparável à do CEC. Batsakis et al. acreditam que o carcinoma verrucoso pode ser o carcinoma responsável pelo fenómeno da "transformação anaplásica" pós-radiação. Para os casos da cavidade oral, a cirurgia continua a ser o modo de tratamento preferido. Como o CV não dá origem a metástases nos nódulos do pescoço, a dissecção do pescoço não faz parte do tratamento do CV. [44,45]

O CV é conhecido pela sua associação com outras lesões (pré) malignas da mucosa do TSAU. Devido à associação frequente do CV com o CEC metacrónico e síncrono do TSAU, que pode atingir 37%, todos os doentes com CV devem ser considerados de alto risco e sujeitos a um acompanhamento rigoroso. [10,12,44,45,46]

PIOSTOMATITE VEGETATIVA (PV)
Introdução

A PV é uma doença mucocutânea crónica benigna pouco frequente, de etiologia desconhecida, caracterizada por pústulas militares que afectam as membranas mucosas (mucosa oral, vaginal, nasal e, raramente, periocular). Estas pústulas desenvolvem-se ao longo da mucosa e a sua rutura leva a uma ulceração generalizada.[11,47]

Em 1898, Hallopeau relatou cinco doentes que apresentavam uma dermatose pustular invulgar a que chamou piodermite vegetante. Lesões orais que se manifestavam em toda a mucosa foram relatadas em dois desses casos. McCarthy cunhou o termo piodermite vegetante, que ele acreditava ser uma variante da piodermite vegetante, quando descreveu três casos que apresentavam lesões orais comparáveis na apresentação inicial. Desde o relato de McCarthy em 1949, aproximadamente 41 casos foram publicados na literatura.[47,48]

Patogénese

A patogénese da PV é mal compreendida. Como a doença está incluída entre as piodermites crónicas (infecções cutâneas causadas por agentes piogénicos externos), seria de esperar que a sua etiologia fosse de origem infecciosa (microbiana). No entanto, todas as pesquisas têm dado resultados persistentemente negativos para bactérias, vírus e fungos patogénicos. As culturas têm revelado consistentemente uma flora oral normal. Vários autores levantaram a hipótese de que a PV resulta de uma resposta imunitária aberrante a factores ainda não identificados. [48,49,50]

As deposições de proteínas nos vasos cutâneos em lesões de PG sugeriram uma reação semelhante à do Arthus. A pioestmatite vegetativa foi descrita em associação com a PDV. Poucos casos, no entanto, descreveram apenas manifestações orais. A relação sugerida entre PV e IBD também tem sido objeto de controvérsia. [48,49,50]

Características clínicas

Pode manifestar-se em todos os grupos etários, com um rácio entre homens e mulheres de aproximadamente 2:3. As lesões cutâneas são papulopústulas eritematosas assimétricas, crostosas, que se estendem perifericamente e coalescem para formar grandes placas vegetantes. Estas lesões manifestam-se normalmente nas pregas axilares, virilhas e couro cabeludo e, em menor grau, envolvem a face, o tronco e as extremidades distais. As lesões cutâneas podem aparecer em simultâneo com lesões orais. [10,11,48] >

As lesões orais são caracterizadas por múltiplas pústulas brancas a amarelas, com uma mucosa eritematosa e espessada que frequentemente se rompe, resultando em ulceração e erosões. [49,50]

A mucosa oral pode ter uma morfologia granular, mas as pústulas vegetativas sofrem degeneração, ulceração e supuração, dando origem a um aspeto dobrado e fissurado em "caracol". A gengiva anexa labial, a mucosa bucal e labial, o palato duro e mole, o vestíbulo e as regiões amigdalinas são as mais frequentemente afectadas. O pavimento da boca e a língua são normalmente poupados e as papilas linguais filliformes e fungiformes podem estar atróficas. [47,48]

Normalmente, os doentes sentem apenas uma ligeira sensibilidade ou desconforto, apesar do envolvimento extensivo dos tecidos orais.[47,48]

A mucosa bucal pode ter um aspeto granuloso e tornar-se espessa, eritematosa e pode apresentar vegetações ou empedramento, enquanto as mucosas gengival e alveolar apresentam frequentemente pequenos crescimentos nodulares. Pode haver inflamação e ulceração da epiglote e da laringe.[47,48]

A dor ou o desconforto orais são variáveis e não estão relacionados com a fenomenologia clínica, uma vez que podem não ser proeminentes mesmo quando existe um envolvimento oral extenso. Os doentes podem ocasionalmente estar febris e manifestar gânglios linfáticos submandibulares aumentados e sensíveis. A eosinofilia periférica foi registada em 90% dos casos.[48]

Thornhill et al sugeriram que a eosinofilia pode ser uma caraterística da doença e, por conseguinte, uma ajuda valiosa para o diagnóstico.[48]

Histopatologia

Microscopicamente, microabscessos intraepiteliais e/ou subepiteliais compostos por eosinófilos e neutrófilos. Pode ser evidenciada uma hiperplasia pseudoepiteliomatosa com fissuras intra-epiteliais, acantose, hiperqueratose e áreas de dissociação intra-epitelial evocativas de acantólise. A imunofluorescência direta no PV é normalmente negativa para depósitos de IgA, IgG e C3, o que ajuda a distingui-lo do pênfigo vulgar, [11,47,48,49]

A imunofluorescência atípica pode ser observada na membrana basal em alguns casos, mas pode representar uma resposta secundária ao dano epitelial, não sendo responsável pelas lesões. A lâmina própria papilar apresenta um infiltrado celular inflamatório agudo e crónico com eosinófilos, neutrófilos, linfócitos e plasmócitos que se agregam para formar pequenos abcessos que conduzem a necrose e ulceração. Com o tempo, as lesões mais antigas apresentam menos eosinofilia e as pústulas evoluem para tecido hiperplásico com um aumento de linfócitos e plasmócitos. Pode também estar presente uma inflamação perivascular. [11'47,48,49]

Diagnóstico

O diagnóstico de PV baseia-se nas características clínicas, na associação com doença inflamatória intestinal, na eosinofilia periférica, na cultura negativa do pus das lesões e nas características histológicas.[47,50]

O diagnóstico diferencial do PV inclui dermatoses vesiculares que afectam tanto a pele como a cavidade oral, como o pênfigo vulgar, o penfigoide bolhoso, a epidermólise bolhosa adquirida, a erupção bolhosa medicamentosa, as infecções herpéticas, o eritema multiforme, a doença de Behçet e a síndrome de Sweet.[50]

A presença de pústulas cutâneas e orais, a histologia típica e a imunofluorescência negativa, a eosinofilia periférica e a associação com DII reduzem o diagnóstico diferencial para PV.[47,50]

Tratamento

O tratamento da PV baseia-se frequentemente no tratamento da doença gastrointestinal subjacente. O tratamento cirúrgico em casos graves de DII envolve a colectomia total e tem resultado na remissão permanente dos sintomas,[48]

As lesões orais podem ser tratadas com terapias locais utilizando colutórios anti-sépticos, como a clorexidina, e corticosteróides tópicos, como a pasta de acetonido de triamcinolona ou o colutório de betametasona.[11,47,4]

XANTOMA VERRUCIFORME (VX)

Introdução

O xantoma verruciforme foi descrito pela primeira vez por Shafer em 1971. O xantoma verruciforme é principalmente uma doença da cavidade oral.[51]

O xantoma verruciforme é definido como uma condição hiperplásica do epitélio da boca, da pele e da genitália com um aspeto caraterístico de histiócitos carregados de lípidos por baixo do epitélio. A etiologia exacta e a patogénese da doença ainda não são claramente conhecidas, mas a lesão representa provavelmente uma reação invulgar da resposta imunitária a um trauma ou lesão localizada. Histopatologicamente, é semelhante à dos xantomas dérmicos, mas não está associada a outras perturbações metabólicas como no caso dos xantomas dérmicos.[11,12,51]

Características clínicas

O xantoma verruciforme é, na maior parte das vezes, encontrado acidentalmente, ocorrendo mais frequentemente num vasto grupo etário entre os 40 e os 70 anos, com uma forte predileção pelo sexo feminino, com um rácio de 2:1 (M:F), e é encontrado em brancos.Clinicamente, a lesão apresenta-se como uma massa bem demarcada, macia, indolor, séssil, ligeiramente elevada, com uma cor branca, amarelo-branca ou vermelha, dependendo do grau de queratinização da superfície. O tamanho da lesão varia de 2 mm a 2 cm.[10,13,51,52]

Raramente, pode apresentar-se como um nódulo de topo plano sem projecções na superfície. Clinicamente, o xantoma verruciforme pode ser semelhante ao papiloma escamoso, ao condiloma acuminado ou ao carcinoma inicial.[52]

Histopatologia

Microscopicamente o xantoma verruciforme apresenta epitélio escamoso estratificado, paraqueratose, hiperplasia com comprimento uniforme da crista, degeneração hidrópica e algumas áreas de duplicação da camada basal e exocitose. Na lâmina própria, observou-se infiltrado inflamatório crónico e, nas áreas subepiteliais e papilares, numerosos macrófagos apresentavam citoplasma espumoso e grânulos no seu interior.[10,51]

Caracteristicamente, no entanto, as papilas do tecido conjuntivo estão cheias de histiócitos espumosos que expressam marcadores de macrófagos, podendo aparecer células de xantoma ocasionais no epitélio ou no tecido conjuntivo mais profundo. As células gigantes de Touton estão ausentes e não existem implicações sistémicas.[9,53]

Tratamento

O tratamento consiste em cirurgia excisional conservadora e a recorrência é rara. Na literatura, não existem provas conclusivas da transformação maligna do VX pré-existente.[10,52,53,5]

GRANULOMA PIOGÉNICO (PG)

Introdução

HULLEIN foi a primeira pessoa a descrever na literatura inglesa em **1844**, mas o termo granuloma piogénico ou granuloma pyogenicum foi introduzido por **Hartzell em 1904.** O PG é um crescimento polipoide localizado da pele ou da membrana mucosa, relativamente pouco frequente. Pensou-se inicialmente que se tratava de uma infeção micótica dos cavalos que era transmitida ao homem, mas mais tarde foi o resultado de uma resposta dos tecidos a uma infeção não específica. É um tipo de hiperplasia inflamatória que é utilizada para descrever vários crescimentos nodulares da mucosa oral que, histologicamente, se apresentam como tecido inflamado e de granulação.[55]

Etiologia e epidemiologia

Esta lesão é considerada uma lesão reactiva que se desenvolve devido à resposta a vários estímulos, como traumatismos ou lesões crónicas de baixo grau, factores hormonais ou certos tipos de medicamentos. Anteriormente, pensava-se que ocorria devido aos oraganismos piogénicos, que agora se pensa não estarem relacionados com a infeção, pelo que o nome é incorreto, uma vez que a lesão não contém qualquer pus e não é verdadeiramente um granuloma. Alguns autores especularam que a recorrência do PG pode dever-se a agentes infecciosos. A má higiene oral pode ser um dos factores desencadeantes e pode dever-se à lesão causada pelo dente. Alguns fármacos, como a ciclosporina nas doenças enxerto-versus-hospedeiro, podem causar PG.[55,56]

Sabe-se que alguns factores, tais como a óxido nítrico sintase, o fator de crescimento endotelial vascular, o fator de crescimento fibroblástico básico ou o fator de crescimento do tecido conjuntivo, estão envolvidos no processo de angiogénese e crescimento rápido do granuloma piogénico.[56]

O PG pode ocorrer em todas as idades, mas predominantemente no grupo de meia-idade (segunda década de vida), principalmente no sexo feminino, devido aos efeitos vasculares das hormonas, tendo sido registados alguns casos na 6th década de vida com igual predileção pelo sexo. Em termos de localização, a gengiva é o local mais comum na cavidade oral, representando 75% dos casos; para além da gengiva, são afectados os lábios, a mucosa bucal e o palato.

Na gengiva, a gengiva marginal é mais frequentemente afetada e o aspeto labial ou bucal da gengiva é afetado em comparação com o aspeto lingual ou palatino.[57]

Os locais extra-orais incluem a pele das extremidades superiores e inferiores, a cabeça, a face, a membrana mucosa do nariz, as pálpebras e os órgãos genitais.[10,11,12,55,56]

Alguns estudos postulam que a ingestão de contraceptivos orais também manifesta características clínicas semelhantes às da gravidez.

Correlação do granuloma piogénico com a gravidez [55]

Cerca de 5% dos casos de granuloma piogénico estão associados à gravidez, daí o nome tumor da gravidez e granuloma gravídico. Neste caso, o desequilíbrio hormonal coincidente com a gravidez aumenta a resposta do organismo à irritação. Para que haja alterações subclínicas das alterações hormonais que levam à gengivite, é necessário que haja placa bacteriana e inflamação gengival.

O desenvolvimento deste tipo de gengivite na gravidez não é diferente do da gengivite na ausência de gravidez.

Por vezes, a gengivite da gravidez pode mostrar tendência para hiperplasia localizada, que se designa por granuloma da gravidez, que ocorre nos 2nd e 3rd meses de gravidez com tendência para sangrar.

Durante o primeiro mês de gravidez, a influência persistente de induz uma inflamação catastrófica da gengiva que serve de base ao desenvolvimento de gengivite hiperplásica durante o último mês, modulada por estímulos hormonais cumulativos. O mecanismo molecular por detrás do desenvolvimento e regressão da PG na gravidez tem sido estudado e, de acordo com o estudo, diz-se que está frequentemente associado a alterações na estrutura e função dos microvasos sanguíneos e linfáticos na pele e na mucosa.

As hormonas sexuais manifestam uma variedade de efeitos imunológicos e biológicos, estimulando factores de crescimento como o fator de crescimento dos nervos, o fator de estimulação das colónias de granulócitos, o fator endotelial vascular, o fator de crescimento básico dos fibroblastos e o fator de crescimento transformador, que conduzem à formação de tecido de granulação no granuloma piogénico.

Características clínicas

O granuloma piogénico oral apresenta-se como uma lesão oral solitária, indolor, de cor vermelha intensa ou arroxeada, com um diâmetro que varia entre alguns milímetros e centímetros. Normalmente, não ultrapassa os 2,5 cm, mas pode aumentar se não for tratado e atinge o seu tamanho máximo no espaço de uma semana ou meses. Pode ser pedunculada ou séssil, com uma superfície lisa, lobulada ou rugosa.[9,10,11]

A lesão é geralmente benigna, hemorrágica e compressível. A superfície da lesão é ulcerada e friável, podendo estar coberta por uma membrana fibrinosa amarelo-creme e a sua cor varia entre o rosa e o vermelho ou púrpura, dependendo da idade da lesão. Se a lesão for jovem, pode apresentar uma cor avermelhada devido à resposta hiperplásica e à vascularização abundante, pelo que um pequeno traumatismo na lesão pode causar hemorragia profusa. Por outro lado, as lesões mais antigas tendem a tornar-se mais colagenizadas e rosadas.[56,57]

Histopatologia

Microscopicamente, o PG mostra uma proliferação altamente vascular semelhante ao tecido de granulação, podendo estar presentes numerosos canais pequenos e grandes, que estão ingurgitados com glóbulos vermelhos e revestidos por células endoteliais rechonchudas ou planas. Os vasos sanguíneos apresentam normalmente um padrão agrupado com células inflamatórias predominantemente polimorfas, podendo a camada superficial sofrer alterações inespecíficas.[9,10,11,12]

Existem dois tipos de PG a nível histológico: [55,56]

    a. Heamangioma capilar lobular (HCL)

    b. Heamangioma capilar não lobular (N-LCH)

Heamangioma capilar lobular: Este tipo de PG caracteriza-se pela proliferação de vasos sanguíneos em agregados lobulares, embora superficialmente a lesão não sofra alterações específicas, incluindo edema, dilatação capilar e reação inflamatória do tecido de granulação.

Heamangioma capilar não lobular (N-LCH); este tipo de PG é caracterizado por uma elevada proliferação de vasos sanguíneos que se assemelham a tecido de granulação, com a parte central da lesão a apresentar um número significativamente maior de vasos com células mesenquimatosas perivasculares que não são reactivas para a actina alfa do músculo liso.

Diagnóstico diferencial[11,55]

- Granuloma periférico de células gigantes.
- Fibroma ossificante periférico.
- Inflamação gengival hiperplásica
- Carcinoma metastático
- Hemangioma
- Angiossarcoma

Tratamento

A biópsia excisional está indicada para o granuloma piogénico e a excisão deve incluir o periósteo subjacente e os dentes adjacentes devem ser cuidadosamente raspados. Se a lesão for muito pequena, indolor e sem hemorragia, é necessária observação clínica e acompanhamento.[9,10,55]

Recentemente, estão indicados outros protocolos de tratamento, como a utilização do laser Nd: YAG para a excisão da lesão em vez da excisão cirúrgica, devido ao menor risco de hemorragia na terapia com laser.[57]

Podem ser utilizadas outras técnicas, como a criocirurgia e a electrodissecção, que resultam em menos cicatrizes do que a cirurgia excisional.[56,57]

GRANULOMA PERIFÉRICO DE CÉLULAS GIGANTES (PGCG)
Introdução

O granuloma periférico de células gigantes (PGCG) é uma lesão exofítica pouco frequente da cavidade oral, também conhecida como epúlide de células gigantes, osteoclastoma, granuloma reparador de células gigantes ou hiperplasia de células gigantes. Antes do início da década de 1950, as lesões centrais de células gigantes dos maxilares eram geralmente diagnosticadas como tumores de células gigantes, normalmente encontrados nas regiões epifisárias dos ossos longos. Em 1953, Jaffe propôs o termo "granuloma reparador de células gigantes" para distinguir esta lesão do tumor de células gigantes.[58]

Jaffe acreditava que as lesões dos maxilares não eram verdadeiras neoplasias e representavam uma reação reparadora local. Como o comportamento clínico de muitas destas lesões tem sido inconsistente com um processo reparador, o termo "reparador" tem sido omitido hoje em dia. Embora algumas lesões demonstrem um comportamento agressivo semelhante ao de uma neoplasia, hoje em dia estas lesões são designadas como granuloma de células gigantes ou pela designação mais descomprometida de lesão de células gigantes. A ocorrência ou não de verdadeiros tumores de células gigantes nos maxilares é incerta e controversa.[9,11,58]

É provável que esta lesão não se apresente como uma verdadeira neoplasia, mas pode ser de natureza reactiva. Pensa-se que o estímulo inicial se deve a irritação ou traumatismo local, mas a causa não é conhecida com certeza. Foi denominado granuloma "reparador" de células gigantes periféricas, mas ainda não foi estabelecido se é de facto reparador e a sua natureza de atividade osteoclástica parece duvidosa.[58,59]

O PGCG tem uma grande semelhança microscópica com o granuloma central de células gigantes e alguns patologistas acreditam que pode representar uma contraparte de tecido mole da lesão óssea central. Alguns investigadores acreditam que os seus receptores de membrana para a calcitonina demonstrados por imunohistoquímica e a sua atividade osteoclástica quando cultivados in vitro são prova de que são osteoclastos, enquanto outros autores
sugeriram que a lesão é formada por células do sistema fagocitário mononuclear.[58,59]

Etiopatogénese

O PGCG ocorre normalmente como resultado de factores irritantes locais após a extração de dentes, restaurações dentárias deficientes, impactação de alimentos, próteses mal ajustadas, placa bacteriana e cálculo.[x]

No passado, foram propostas várias hipóteses para explicar a natureza das células gigantes multinucleadas, incluindo a explicação de que eram osteoclastos resultantes da reabsorção fisiológica dos dentes ou da reação a lesões no periósteo. Existem fortes indícios de que estas células são osteoclastos, uma vez que se demonstrou que possuem receptores para a calcitonina e que são capazes de escavar osso in vitro.[9,12,58,60]

Características clínicas

O PGCG ocorre ao longo da vida, com picos de incidência durante os anos da dentição mista e no grupo etário dos 30-40 anos. É mais comum no género feminino (60%).

Como o termo "epúlide de células gigantes" implica, ocorre nas margens gengivais ou na crista alveolar edêntula como um nódulo focal arroxeado nas regiões anterior ou posterior dos maxilares, mas mais frequentemente entre os primeiros pré-molares e molares permanentes. A ulceração secundária devido a traumatismo pode conferir às lesões uma zona amarela focal causada pela formação de coágulo de fibrina sobre a úlcera. As lesões podem tornar-se grandes, algumas atingindo 2 cm. de tamanho. O GCG periférico raramente afecta o osso subjacente, embora este possa causar erosão superficial.[12,58,59,60]

A aparência clínica é semelhante à do granuloma piogénico mais comum, embora o PGCG seja frequentemente mais azulado-púrpura em comparação com o vermelho vivo de um granuloma piogénico típico. Recentemente, foi relatado o PGCG associado a implantes dentários.[58,59]

Histopatologia

O PGCG é composto por nódulos de células gigantes multinucleadas, com fundo de células mesenquimatosas ovóides e fusiformes e glóbulos vermelhos extravasados. As células gigantes podem conter apenas alguns núcleos ou até várias dezenas. Alguns deles são núcleos grandes e vesiculares, outros apresentam núcleos pequenos e picnóticos. [12,58,59]

A origem da célula gigante é desconhecida. Estudos ultra-estruturais e imunológicos mostraram que as células gigantes são derivadas de osteoclastos.[58]

As figuras mitóticas são bastante comuns nas células mesenquimatosas de fundo. Os nódulos estão rodeados por bandas de estroma de tecido conjuntivo fibroso contendo pequenos espaços sinusoidais, especialmente na periferia. Na base da lesão estão frequentemente presentes depósitos osteóides ou espículas de osso tecido. A hemorragia abundante é caraterísticamente encontrada em toda a massa, o que frequentemente resulta em depósitos de pigmento de hemossiderina, especialmente na periferia da lesão. Embora a lesão seja vascular, não estão presentes os espaços vasculares aneurismáticos muito grandes, como os observados no granuloma central de células gigantes.[58,59,60]

Diagnóstico diferencial

As lesões que mimetizam o PGCG são o granuloma piogénico, o parulis e o fibroma ossificante periférico. O granuloma piogénico pode ser difícil de diferenciar do PGCG com base apenas nas características clínicas.[12]

Em geral, o granuloma piogénico apresenta-se como um nódulo macio e friável que sangra livremente com uma manipulação mínima. Ao contrário do PGCG, não se observa deslocamento dos dentes e reabsorção do osso alveolar.[58,59]

Outro nódulo eritematoso da gengiva é o parulis, que está associado a um corpo estranho aprisionado, uma bolsa gengival e/ou um dente não vital. A dor e a expressão de um exsudado purulento com flutuação no tamanho da lesão ajudam a diferenciar esta doença inflamatória do PGCG.[61,62]

O fibroma ossificante periférico é um crescimento gengival reativo que partilha características clínicas semelhantes às do PGCG. Embora esta lesão reactiva seja frequentemente ulcerada e inflamada, não apresenta a descoloração púrpura ou azul que está normalmente associada ao PGCG. A identificação de pequenas manchas de calcificação dentro da tumescência numa radiografia ajuda a diagnosticar o fibroma ossificante periférico, quando presente.[62,63]

A consideração final baseada na descoloração vermelha ou azul do nódulo de tecido mole é um hemangioma. Embora muitos hemangiomas sejam lesões congénitas, algumas malformações vasculares aumentam de tamanho durante a infância. A hemorragia rápida, o aumento do calor do tecido e o branqueamento à palpação são características desta entidade vascular.[63,64]

Tratamento

O tratamento desta lesão gengival consiste na excisão cirúrgica e na eliminação de quaisquer factores locais que contribuam para a sua ocorrência. A taxa de recorrência é de aproximadamente 10%, mas as recorrências múltiplas com eventual perda dos dentes adjacentes são uma complicação potencial. Em alguns casos, devido ao grande tamanho do defeito cirúrgico, é necessário um procedimento de enxerto para cobrir o periósteo exposto e as raízes dos incisivos.[9,10,12,63,64]

FIBROMA PERIFÉRICO
Introdução

O fibroma ossificante periférico (FOP) é uma lesão dos tecidos gengivais que representa até 2% de todas as lesões orais biopsiadas. Bhasker et al, em 1984, descreveram esta lesão como fibroma periférico com calcificação e o termo FOP foi cunhado por Eversol e Robin.[9,10]

A FOP é considerada uma lesão reactiva e não uma neoplasia. A FOP também pode ser designada por outros termos, como fibroma cimentante periférico, fibroma periférico com cementogénese, fibroma periférico com osteogénese, fibroma periférico com calcificação, epúlide fibrosa calcificada ou ossificada e granuloma fibroblástico calcificado.[9,10,12,65]

No passado, o fibroma ossificante periférico e o fibroma odontogénico periférico eram frequentemente utilizados como sinónimos, mas atualmente o fibroma odontogénico periférico é considerado uma entidade separada. Apesar da semelhança dos nomes, o fibroma ossificante periférico não representa a contra-parte de tecido mole do fibroma ossificante central.[10,65,66]

Etiopatogénese

A patogénese da lesão é incerta, devido às suas semelhanças clínicas e histopatológicas. Pensa-se que alguns FPO se desenvolvem inicialmente como granulomas piogénicos que sofrem maturação fibrosa e subsequente calcificação, mas nem todos os FPO se formam desta forma, o produto calcificado desta lesão tem origem em células do periósteo ou do ligamento periodontal.[12,65,66]

Tem sido sugerido que estas lesões têm origem nas células do ligamento periodontal pelas seguintes razões: A FOP aparece exclusivamente no tecido gengival, próximo ao ligamento periodontal; fibras de oxitalan são encontradas dentro da matriz mineralizada de algumas lesões; a distribuição etária das lesões é inversamente proporcional ao número de dentes permanentes perdidos; e a resposta fibrocelular da FOP é semelhante à de outras lesões gengivais reativas originadas no ligamento periodontal.[65,66,67]

A FOP afecta mais frequentemente o sexo feminino e ocorre com frequência em períodos específicos da vida, como a puberdade e a gravidez, tendo sido sugerida na literatura a existência de factores hormonais no desenvolvimento da FOP. O FOP seria uma consequência da hiperplasia do ligamento periodontal que pode ser acompanhada por restos de Malassez, que poderiam ser incorporados nas lesões, explicando assim a variante do FOP que contém epitélio odontogénico (conhecido como fibroma odontogénico periférico).[12,65]

Outra variante é o fibroma periférico cementoossificante, caracterizado pela presença de cemento dentro de uma lesão compatível com FPO.[65]

Características clínicas

O FOP afecta principalmente as mulheres na segunda década de vida, sendo que 50% de todos os doentes têm entre 5 e 25 anos de idade. As lesões encontram-se mais frequentemente na gengiva, localizada anteriormente aos molares e na maxila. Clinicamente, o FOP apresenta-se como um tumor benigno, mas é uma lesão reactiva.[9,12,65,67]

Clinicamente, apresenta-se como uma massa nodular, pedunculada ou séssil, que normalmente provém da papila interdentária. A cor da lesão varia entre o vermelho e o cor-de-rosa e a superfície está normalmente, mas nem sempre, ulcerada. A FOP pode produzir migração dos dentes com destruição do osso interdentário. As lesões da FOP têm normalmente menos de 1,5-2 cm de diâmetro, mas sabe-se que podem crescer para tamanhos maiores.[10,65,66]

Clinicamente, a FOP tem de ser diferenciada de algumas das doenças que imitam a FOP, que incluem o fibroma periférico, o granuloma periférico de células gigantes e o granuloma piogénico.[10,12,65,67)]

Radiologicamente e dependendo do tamanho dos focos de ossificação, podem ser observadas manchas radiopacas nas radiografias periapicais ou panorâmicas.[12,65,67]

Características histopatológicas

Histologicamente, um FOP ulcerado típico pode apresentar três zonas:[65,67]

Zona I: A zona ulcerada superficial coberta de exsudado fibrinoso e envolta em neutrófilos polimorfonucleares e detritos.

Zona II: A zona abaixo do epitélio superficial composta quase exclusivamente por fibroblastos em proliferação com infiltração difusa de células inflamatórias crónicas, principalmente linfócitos e plasmócitos.

Zona III: Tecido conjuntivo mais colagenizado, com menor vascularização e elevada celularidade, sendo a osteogénese constituída por osteoide e a formação óssea uma caraterística proeminente, que pode mesmo atingir a superfície ulcerada em alguns casos.

A ossificação é normalmente observada na zona celular e apresenta uma variação considerável tanto a nível quantitativo como qualitativo. Podem ser observados desde pequenos depósitos calcificados arredondados até grandes áreas de osso trabecular rodeadas por osteoblastos. As células gigantes multinucleadas podem estar presentes, embora não representem um componente essencial. O tipo não ulcerado de FOP é semelhante ao tipo ulcerado, exceto no que se refere ao epitélio de superfície.[12,65,68]

A imunohistoquímica estuda um painel de marcadores que podem ser utilizados para estabelecer um diagnóstico diferencial relativamente a lesões como o granuloma piogénico ou o granuloma periférico de células gigantes. Além disso, o perfil imuno-histoquímico observado indica que as células em proliferação são de natureza miofibroblástica (ou seja, células que partilham características morfológicas com fibroblastos e células musculares). A proliferação miofibroblástica tem sido descrita como uma reação à inflamação, em proliferações pseudo-sarcomatosas (por exemplo, fasceíte nodular) ou em tumores miofibroblásticos.[12,66]

Além disso, os casos estudados indicavam um componente histiocítico CD68 positivo que se misturava com linfócitos e plasmócitos, sugerindo a existência de um fenómeno areactivo ou uma resposta à inflamação.[12,66]

Tratamento

O tratamento de escolha para a FOP é a ressecção local com margens periféricas e profundas, incluindo tanto o ligamento periodontal como o componente periosteal afetado. Além disso, é necessária a eliminação dos factores etiológicos locais, como a placa bacteriana e o tártaro. Os dentes associados à FOP geralmente não são móveis, embora haja relatos de migração dentária secundária à perda óssea. A extração dos dentes vizinhos não é habitualmente realizada. O osso exposto deve ser coberto com retalhos gengivais adjacentes. A recidiva é provavelmente resultado de ressecção incompleta da lesão, falha na secção do ligamento periodontal ou desenvolvimento de novas lesões.[9,10,12,65,67]

CAPÍTULO 4

FIBROMA DE CÉLULAS GIGANTES (GCF)
Introdução

O fibroma de células gigantes é uma lesão não neoplásica interessante da mucosa oral. Foi descrito pela primeira vez por **Weathers** e **Callihan** em 1974. Foi denominado fibroma de células gigantes devido às suas células gigantes carateristicamente grandes, estreladas, mononucleares e multinucleadas. [9,10]

Antes da distinção de Weathers e Campbells do FGC, Eversole e Rovin compararam e contrastaram 279 lesões gengivais hiperplásicas fibrosas, que se dividiam em quatro categorias: granuloma piogénico, fibroma gengival periférico, granuloma periférico de células gigantes e fibroma ossificante periférico.[10,69]

Cada uma tem as suas próprias características histopatológicas de diagnóstico, mas exibem uma sobreposição de apresentação clínica. Os quatro tipos de lesões são apenas respostas histológicas variadas a factores etiológicos comuns, mas semelhantes entre si e a outras hiperplasias fibrosas.[11,13,69]

Características clínicas

O fibroma de células gigantes (GCF) pode ocorrer em qualquer idade. O pico de incidência situa-se na segunda década de vida e é referida uma ligeira predileção pelo sexo feminino. Aproximadamente 93- 97% dos FGC desenvolvem-se em caucasianos e apenas 3-7% das lesões ocorrem noutras raças. A localização mais comum é a gengiva, seguida da língua, do palato e da mucosa bucal, sendo o seu tamanho (mais de 2 cm de diâmetro) o ponto mais importante.[9,10,11]

Clinicamente, apresenta-se como GCF, muitas vezes pedunculado e com uma superfície nodular ou papilomatosa. Assim, é frequentemente confundido com fibroma de irritação, neurofibroma, papiloma e granuloma piogénico, uma vez que não existem características clínicas específicas para o GCF, embora existam alguns pontos para os distinguir. [12,69,70]

O GCF é normalmente observado em pessoas jovens e a localização mais comum é a gengiva, enquanto os fibromas de irritação são encontrados principalmente na mucosa bucal em pessoas mais velhas. Os GCF são geralmente mais pequenos do que 1 cm e, normalmente, têm um diâmetro inferior a 0,5 cm,[9, 69,70]

Histopatologia

A caraterística do fibroma de células gigantes é a presença de grandes fibroblastos gigantes estrelados e multinucleados no tecido conjuntivo, as células estreladas são caracterizadas por grandes núcleos vesiculares com citoplasma demarcado e processos semelhantes a dendritos. As células estreladas assemelham-se às células gigantes de Langhans e algumas células podem conter pigmento de melanina.

Estudos de microscopia eletrónica sugerem que as células distintivas são fibroblastos atípicos e não foram capazes de detetar partículas virais na lesão. [10,69,70]

Diagnóstico diferencial

O diagnóstico diferencial abrange uma vasta gama de lesões, diferindo significativamente dos fibromas de rotina pelo facto de o seu estroma conter fibroblastos dispersos com núcleos muito grandes, normalmente angulares (estrelados), mas não hipercromáticos. O diagnóstico clínico de fibroma ossificante foi uma inclusão lógica no diagnóstico diferencial desta lesão, uma vez que pode assemelhar-se muito ao FGC. Clinicamente, os fibromas ossificantes têm tipicamente uma cor normal da mucosa, tal como os FGC, mas têm ilhas de células osteogénicas dispersas pela lesão. [10,11,12,70,71]

Ao contrário do FGC, o fibroma ossificante periférico encontra-se apenas na gengiva, ocorre mais no sexo feminino e pensa-se que tem origem no ligamento periodontal.A cor e a vascularização das lesões também podem ser características distintivas no diagnóstico das hiperplasias fibrosas. A maioria dos fibromas de irritação tem uma cor normal da mucosa, exceto quando traumatizada, em que a lesão pode aparecer avermelhada ou esbranquiçada devido à hiperqueratinização, resultado da irritação contínua após o desenvolvimento da lesão. O granuloma piogénico, por outro lado, é comummente encontrado na gengiva (tal como o GCF), mas tende a ser vermelho e sangra facilmente se for manipulado.[70,71]

Tratamento

O tratamento de escolha para a FGC é a excisão cirúrgica conservadora. A FGC raramente recorre, nem regride espontaneamente, porque o excesso de colagénio na lesão é um tecido permanente. O alisamento radicular periodontal também é sugerido durante a excisão para remover possíveis fontes de irritação. Não existe risco de transformação em cancro.[10,12,69,70]

CARCINOMA DE CÉLULAS ESCAMOSAS

Introdução

As neoplasias malignas orais são a sexta neoplasia maligna mais comum no mundo e, juntamente com a neoplasia maligna da faringe, representam a 3rd neoplasia maligna mais comum no mundo em desenvolvimento. As neoplasias orais representam 2% - 4% de todas as neoplasias malignas nos Estados Unidos da América e na África do Sul, nas mulheres e nos homens, representam 1,8% e 5% de todas as neoplasias malignas. O carcinoma de células escamosas é a neoplasia maligna mais comum da cavidade oral. [9,10]

Representa mais de 90% do total de neoplasias malignas orais. Por conseguinte, o problema das neoplasias malignas orais prende-se essencialmente com a patogénese, o diagnóstico e o tratamento do carcinoma de células escamosas com origem na superfície da mucosa oral. Tal como acontece com outros carcinomas, o risco de carcinoma espinocelular oral aumenta com o aumento da idade, especialmente nos homens. A taxa de incidência anual de carcinoma espinocelular para 100 000 pessoas é de 7,7 por 100 000 nos Estados Unidos. Os homens brancos apresentam um risco mais elevado de carcinoma espinocelular intra-oral (OSCC) após os 65 anos de idade do que qualquer outro grupo.[10,72]

Etiologia

A causa do carcinoma espinocelular oral é multifatorial, estando envolvidos factores extrínsecos e intrínsecos no desenvolvimento do CEC.[9,10,11]

Os factores extrínsecos incluem agentes externos como o fumo do tabaco, o álcool, a sífilis, a luz solar e os factores intrínsecos incluem estados sistémicos ou generalizados como a desnutrição geral e factores hereditários.[11,12]

Existem boas provas de que o tabaco sob todas as formas e o consumo de álcool com o envelhecimento são os principais factores de risco para o desenvolvimento do cancro oral.[11,12]

O risco de cancro oral é aditivo e é 15 vezes superior ao das pessoas que não fumam nem bebem. Embora fumar tabaco ofereça um risco mais acentuado de cancro oral, a combinação de tabaco e álcool resulta num aumento da incidência de cancro muitas vezes superior ao efeito aditivo, devido à sua ação sinérgica.[12,72]

Características clínicas

Estas lesões afectam mais frequentemente os homens idosos do que as mulheres. Os locais mais frequentemente afectados pelo cancro oral nos países ocidentais são os aspectos ventro-laterais da língua e o pavimento da boca, que representam mais de 50% dos casos. Outros locais afectados são as mucosas bucal, retromolar, gengival e do palato mole, e os locais menos frequentemente afectados são o dorso da língua e o palato duro. Na parte sudeste do continente asiático, o cancro oral é significativamente elevado, principalmente na mucosa bucal e comissural, e é considerado um dos dez cancros mais comuns; isto é atribuído diretamente ao uso de tabaco tópico "especialmente" não refinado, que é mantido na boca durante longos períodos. [10,72]

Normalmente, esta lesão apresenta-se clinicamente sob uma ou outra forma: [9,10,72]
- Formação de massa exofítica /fungante/papilar/verruciforme
- Ulceração
- Inchaço
- Mancha leucoplásica
- Patch eritroplásico

O aspeto clínico (macroscópico) do CEC invasivo é bastante variável e inclui tumores ulcerados, planos, exofíticos, vemicóides ou papilares. O aspeto histológico do CEC invasivo pode ser tão variável como o aspeto macroscópico, sem correlação específica entre o aspeto macroscópico e os achados histopatológicos. O CEC invasivo do UADT (trato aerodigestivo superior) inclui carcinomas queratinizantes e não queratinizantes que variam de bem a mal diferenciados.[73]

O CEC papilar (exofítico) representa um subtipo pouco comum mas distinto de CEC da cabeça e pescoço. A demografia deste subtipo de CEC é semelhante à do CEC convencional, com tendência para afetar mais os homens do que as mulheres e para ocorrer em adultos, com uma idade média na 7ª década de vida. Os CEC papilares têm predileção pela laringe, cavidade oral, oro e hipofaringe e trato nasossinusal. ,[73]

A laringe é o local mais comum de ocorrência. Os sintomas variam consoante o local de envolvimento. O CEC papilar surge geralmente de novo, sem identificação de uma lesão benigna coexistente, como um papiloma, embora tenha sido relatada a associação com um papiloma precursor ou a ocorrência em doentes com história prévia de um papiloma no local do CEC papilar. O CEC papilar é mais frequentemente observado como uma lesão solitária com um crescimento exofítico ou papilar. O tamanho do tumor pode variar entre 2 mm e 4 cm.[73]

Histopatologia

O CEC papilar ou exofítico tem um crescimento filiforme com projecções semelhantes a dedos e núcleos fibrovasculares identificáveis ou um crescimento bulboso ou exofítico de base larga com projecções arredondadas que se assemelham a um padrão de crescimento semelhante a uma couve-flor, em que os núcleos fibrovasculares podem ser vistos, mas tendem a ser limitados ou ausentes.[9,72]

O epitélio escamoso é citologicamente maligno, e este epitélio maligno identifica estes tumores como carcinomas, separando-os dos papilomas. A queratinização da superfície é geralmente limitada e frequentemente ausente. A invasão definitiva pode ser difícil de demonstrar em amostras de biopsia, com o epitélio carcinomatoso a sugerir um processo in situ em vez de um carcinoma invasivo. No entanto, a extensão do crescimento com a formação de uma massa exofítica clinicamente apreciável ultrapassa o conceito geral de um carcinoma in situ. Estes tumores devem ser considerados invasivos, mesmo na ausência de invasão definitiva do estroma.[72,73]

Indicadores de prognóstico histológico [72]

Entre os achados histológicos que podem afetar o prognóstico do CECP encontram-se os seguintes:

1. Estado da margem de ressecção cirúrgica.
2. Tamanho e espessura do tumor e localização da lesão.
3. Padrão de invasão.
4. Envolvimento dos espaços linfovasculares.
5. Invasão de estruturas de tecidos moles, incluindo nervos, osso e cartilagem.
6. Metástases nodais com ou sem extensão extranodal do tumor.
7. Metástases à distância.
8. Resposta do anfitrião.
9. Neovascularização.
10. A análise do ADN e a expressão de oncogénios (por exemplo, p53, proteína ciclina DI) têm sido consideradas como tendo importância prognóstica no CECP.

Diagnóstico diferencial

O diagnóstico diferencial do CEC papilar inclui a papilomatose laríngea (PL), o CEC convencional e o CV. A LP distingue-se pela sua proliferação epitelial ligeira. Podem ser observadas anomalias citológicas na LP; quando presentes, tendem a ser focais, mas não se aproximam do nível de displasia observado no CEC papilar. O CV é caracterizado por um padrão de crescimento verrucoso com queratose acentuada em camadas ou estratos, ausência de atipia nuclear, ausência de atividade mitótica para além da camada basal e um padrão de invasão empurrante em vez de infiltrativo. Estas características contrastam com as observadas no CEC papilar e exofítico.[9,10,72,73]

Tratamento e prognóstico

A cirurgia é o tratamento de eleição; pode ser utilizada terapêutica adjuvante. A maioria dos CEC papilares apresenta um estádio clínico baixo (T2); o seu comportamento global é semelhante ao dos CEC convencionais de estádio semelhante, embora alguns autores refiram um melhor prognóstico global para os CEC papilares do que para os CEC convencionais, quando comparados com o estádio T.[73]

GLOSSITE ROMBOIDE MEDIANA
Introdução

A glossite romboide mediana é também designada por atrofia papilar central da língua. A glossite romboide mediana foi descrita pela primeira vez por Brocq em 1914. Trata-se de uma anomalia benigna pouco frequente da língua, tipicamente localizada em torno da linha média do dorso da língua, anterior à papila lingual em forma de "V".[9,10,11,12]

Etiopatogénese

Em 1934, Loos e Horbst propuseram uma teoria de origem baseada no estudo da embriologia da língua, que se pensava ser um defeito de desenvolvimento da língua devido à falha de fusão de duas tumefacções laterais e do tubérculo impar da língua.[9,10]

Martin e Howe afirmaram que esta lesão não é de natureza inflamatória ou irritativa e é causada por uma persistência anómala do tuberculum impar. Esta estrutura, acredita-se, forma a parte central da língua imediatamente à frente do forame cecum.[74]

A etiopatogénese do defeito de desenvolvimento foi desaprovada, uma vez que esta lesão não foi encontrada em crianças, sendo mais comum em doentes jovens ou adultos jovens, pelo que a origem da glossite romboide não pode ser considerada como sendo de desenvolvimento. Mas, de acordo com estudos recentes, trata-se de uma forma de candidíase hiperplásica causada por candida albicans.[75]

As cesáreas relatadas estão relacionadas com factores associados que incluem o tabagismo, próteses dentárias e pequenos traumas.[76]

Características clínicas

A lesão encontra-se anteriormente à papila circunvalada e tem um contorno oval ou romboidal.[11]

Ocorre em menos de 1% da população, sendo os homens mais frequentemente afectados do que as mulheres. Cerca de 70-80% dos casos são observados em homens. Apresenta-se como uma placa arredondada ou romboide indolor, com margens bem definidas, de cor avermelhada intensa ou rosada devido a atrofia ou despapilação, e firme à palpação.[76]

Pode apresentar-se em duas formas clínicas distintas: macular atrófica não elevada, ou exofítica mamilada, elevada em cerca de 2-5 mm. Ocasionalmente, a lesão pode ser fissurada ou lobulada.

O diagnóstico clínico baseia-se numa cultura para Candida.[76]

Histopatologia

Microscopicamente, a hiperplasia epitelial sob a forma de cristas de rete bulbosas com hifas de Candida albicans encontra-se normalmente nos níveis superiores do epitélio e uma faixa espessa de tecido conjuntivo hialinizado separa o epitélio das estruturas mais profundas[10,11,12]

Tratamento: [9,10,11,12]

Baseia-se na eliminação dos factores etiológicos ou no tratamento antifúngico em casos de candidíase confirmada.

SÍFILO

Introdução

Na última década, verificou-se um aumento significativo da prevalência da sífilis infecciosa no mundo desenvolvido, tendo ocorrido aumentos notáveis da sua frequência na Europa de Leste, particularmente no Reino Unido, e nos EUA. Embora as manifestações orais da sífilis sejam mais prováveis de serem observadas durante a doença secundária, todas as fases da doença podem dar origem a lesões orais.

A sífilis infecciosa é causada pela espiroqueta filamentosa anaeróbia *Treponema pallidum*. Na última década, registou-se um aumento significativo da prevalência da sífilis infecciosa no mundo desenvolvido.[12,77]

A evolução da epidemiologia da sífilis reflecte a diminuição da utilização de métodos contraceptivos de barreira, o elevado número de parceiros sexuais, a promiscuidade sexual, a falta de conhecimentos relevantes, a indústria do sexo, o colapso dos cuidados de saúde nas antigas comunidades comunistas e a deterioração das respostas de saúde pública ao controlo das infecções sexualmente transmissíveis (IST).[77,78]

Sífilis primária

A cavidade oral, talvez surpreendentemente, raramente é o local da sífilis primária e, devido à sua natureza transitória, a ulceração oral da sífilis primária passa muitas vezes despercebida ao doente ou a qualquer clínico insuspeito, uma vez que as lesões da doença primária podem ser confundidas com outras doenças mucocutâneas pré-existentes.[78,79] A sífilis primária é normalmente a consequência do contacto orogenital ou oroanal com uma lesão infecciosa. De facto, tem sido sugerido que a aquisição oral intrafamiliar de sífilis numa criança pode ter ocorrido por esta via, embora, mais habitualmente, a sífilis oral numa criança seja indicativa de abuso sexual A sífilis primária da boca manifesta-se como uma úlcera solitária, geralmente no lábio ou, mais raramente, na língua. O lábio superior é mais frequentemente afetado do que o inferior nos homens, enquanto que o oposto ocorre nas mulheres - provavelmente reflectindo a anatomia envolvida na felação e no cunninlingus. A faringe ou as amígdalas podem raramente ser afectadas. A ulceração é geralmente profunda, com uma base vermelha, púrpura ou castanha e um rebordo irregular. Geralmente, acompanha-se de linfadenopatia cervical. A ulceração da sífilis primária pode ser confundida com outras doenças ulcerativas solitárias, nomeadamente a ulceração traumática, o carcinoma de células escamosas e o linfoma não-Hodgkin.[77,78,79]

O diagnóstico de sífilis primária pode ser auxiliado por uma análise pormenorizada dos estilos de vida sexual e/ou social do doente e de qualquer parceiro sexual disponível; no entanto, muitas vezes o diagnóstico de doença precoce pode ser difícil. Os doentes afectados não apresentam frequentemente um teste reagínico inespecífico positivo, por exemplo, testes Rapid Plasma Reagin (RPR) ou Venereal Disease Reference Laboratory (VDRL). Os testes específicos para anticorpos IgG contra o T. pallidum tornam-se positivos antes dos testes reagínicos e, por isso, devem ser efectuados quando os testes inespecíficos são negativos, mas o diagnóstico de doença primária ainda é provável. Os treponemas estão presentes nas lesões primárias e podem ser detectados por microscopia de campo escuro; no entanto, este teste está repleto de risco de transmissão nosocomial e, por isso, já não é considerado adequado. Para além disso, pode haver confusão entre as espiroquetas do T. pallidum e os comensais

normais da boca.[79,80,81]
Características histopatológicas

Não existem características histopatológicas específicas e a deteção de T. pallidum com a coloração de Warthin-Starry ou a coloração com nitrato de prata pode não ser possível. As técnicas de coloração com imunoperoxidase monoclonal de antidiluição podem detetar o T. pallidum e constituem uma investigação clínica relativamente rotineira do material de biopsia. No entanto, os métodos moleculares, como a PCR in situ e tecidular, continuam a ser investigações não rotineiras para todos os tipos de sífilis. Os testes utilizados para detetar anticorpos IgM contra o T. pallidum podem detetar uma infeção precoce. Os cancros primários curam-se espontaneamente no prazo de 7 a 10 dias, embora possam persistir durante muito mais tempo, resolvendo-se apenas com uma terapia antimicrobiana adequada.[12,80,82]

Sífilis secundária

As características da sífilis secundária reflectem a disseminação hematogénea do T. pallidum e, à semelhança das suas outras características mucocutâneas, as manifestações orais da sífilis secundária podem ser mais extensas e/ou variáveis do que as da doença primária. As lesões orais surgem em pelo menos 30% dos doentes com sífilis secundária, embora muito raramente a ulceração oral possa ser a única manifestação da infeção. As duas principais características orais da sífilis secundária são as manchas mucosas e as lesões maculopapulares, embora raramente possam surgir lesões nodulares. [79,80]

Lesões maculopapulares - são as manifestações da sífilis secundária.[77]

Sífilis macular: As lesões maculares tendem a surgir no palato duro e manifestam-se como lesões planas a ligeiramente elevadas, firmes e vermelhas.[78]

Sífilis papular: São raros. Manifestam-se como nódulos redondos vermelhos, elevados e firmes com um centro cinzento que pode ulcerar. As pápulas surgem normalmente na mucosa bucal ou nas comissuras.[78]

Manchas mucosas: Foram relatadas várias descrições de manchas mucosas, mas em geral estas manifestam-se como erosões ovais a centrífugas ou úlceras pouco profundas com cerca de 1 cm de diâmetro, cobertas por um exsudado mucoide cinzento e com um bordo eritematoso. As manchas surgem geralmente bilateralmente nas superfícies móveis da boca, embora a faringe, as gengivas, as amígdalas e, muito raramente, o palato duro possam ser afectados. Nas comissuras, as manchas mucosas podem aparecer como pápulas fendidas, enquanto nas faces distal e lateral da língua tendem a ulcerar ou a manifestar-se como fissuras irregulares. As manchas mucosas podem coalescer para dar origem a lesões serpiginosas, ou surgir de novo como lesões serpiginosas, por vezes designadas por úlceras em caracol.[78,79]

Doença ulceronodular: A doença ulceronodular é uma forma generalizada e explosiva de sífilis secundária caracterizada por febre, cefaleias e mialgias, seguida de uma erupção papulopustulosa que rapidamente se transforma em úlceras necróticas, nitidamente demarcadas, com crostas castanhas hemorrágicas, organizadas em camadas rúpidas, frequentemente na face e no couro cabeludo. A mucosa está envolvida em cerca de um terço dos doentes afectados. A Lues maligna dá origem a úlceras crateriformes ou superficiais na gengiva, palato ou mucosa bucal, com erosões múltiplas nos palatos duro e mole, língua e lábio inferior.[77,79]

Doença nodular : Raramente, a sífilis secundária pode manifestar-se apenas sob a forma de nódulos. Esta erupção nodular da sífilis tem uma predileção pela face, membranas mucosas, palmas das mãos e plantas dos pés, podendo ocorrer lesões no vermelhão, que imitam o carcinoma de células escamosas ou o queratoacantoma.[79,80]

O Treponema pallidum pode normalmente ser detectado na superfície das erosões ou úlceras através de microscopia de campo escuro. O doente apresenta testes serológicos positivos.[77]

Características histopatológicas

As características histopatológicas da sífilis secundária são variáveis. Muitas vezes, as alterações são inespecíficas, embora possam incluir infiltrados perivasculares com preponderância de plasmócitos e hiperplasia psoriasiforme epidérmica. As estirpes de Warthin-Starry só detectam espiroquetas em cerca de um terço dos casos, embora os métodos mais recentes possam aumentar a deteção in situ do agente causador.[80,81]

As lesões da sífilis secundária desaparecem espontaneamente no prazo de 3 a 12 semanas, independentemente da terapêutica, e cerca de 25% dos doentes não tratados apresentam recidiva da doença secundária.[81]

Sífilis latente

Na sífilis latente precoce, normalmente nos primeiros 12 meses após a doença secundária, os doentes afectados são infecciosos. Na sífilis latente tardia, a infecciosidade diminui.[81]

Sífilis terciária

A doença clínica surge em cerca de um terço dos doentes com sífilis secundária não tratada. As complicações orais da sífilis terciária centram-se na formação de gengivas e, muito mais raramente, na leucoplasia sifilítica e no risco de carcinoma espinocelular oral e neurossífilis.[77,80]

Formação de goma

Os gomas tendem a surgir no palato duro e na língua, embora muito raramente possam ocorrer no palato mole, no alvéolo inferior e na glândula parótida. Um goma manifesta-se inicialmente como uma ou mais tumefacções indolores. Quando múltiplos, tendem a coalescer, dando origem a lesões serpiginosas. As tumefacções acabam por evoluir para áreas de ulceração, com zonas de rutura e cicatrização. Pode haver eventual destruição óssea, perfuração palatina e formação de fístula oro-nasal. Raramente, a gengiva pode erodir para os vasos sanguíneos, por exemplo, a artéria alveolar inferior. A gengiva manifesta-se radiologicamente como radiolucências mal definidas que podem assemelhar-se a malignidade. As áreas de ulceração acabam por cicatrizar, embora a cicatrização resultante possa, pelo menos na língua, causar fissuras.[80,82]

Características histopatológicas

Os gomas são caracterizados histopatologicamente por endarterite obliterante, necrose com células epitelioides e gigantes e um infiltrado de células plasmáticas. As espiroquetas são difíceis de detetar. Na doença terciária, os testes inespecíficos podem não ser positivos; o teste mais fiável é o FTA, embora este possa permanecer positivo mesmo após uma terapêutica bem sucedida.[12,78,80]

Tratamento

Terapia antimicrobiana, aplicação tópica de pomada anti-inflamatória.[12,91]

KAPOSI SARCOMA
Introdução

O sarcoma de Kaposi (SK) é uma neoplasia vascular multicêntrica, que pode ser classificada como clássica, endémica, pós-transplante e epidémica ou associada à SIDA.[9] Todas as formas clínicas de SK são caracterizadas por um quadro morfológico semelhante e estão fortemente relacionadas com o vírus do herpes 8, que pode ser considerado como um cofator infecioso responsável por todos os tipos de SK. Esta variante "clássica" do SK é rara e a maioria dos casos é encontrada em homens mediterrânicos idosos e em judeus da Europa de Leste. Estudos epidemiológicos em grande escala destacaram três outras variantes do SK: o SK "africano" ou "endémico" em jovens adultos e crianças negras da África equatorial.[9,81]

Etiopatogénese

Pensa-se que os seguintes factores são a causa do desenvolvimento do sarcoma de Kaposi

A. Transmissão do vírus do herpes associado ao Sarcoma de Kaposi: Transmissão sexual Embora a epidemiologia da SIDA-KS sugira que o vírus do herpes associado ao Sarcoma de Kaposi (KSHV) é transmitido preferencialmente, mas não exclusivamente, entre os grupos de transmissão do VIH, foram adquiridas provas mais formais utilizando resultados seroepidemiológicos de vários estudos de coortes transversais e prospectivos em homens homossexuais. Numa coorte de homens homossexuais dinamarqueses, a presença de anticorpos contra o KSHV foi independentemente associada, através de análise multivariada, ao número de contactos anais receptivos e a relações sexuais com homens dos Estados Unidos. A análise multivariada da seroconversão do KSHV durante o período de acompanhamento até 1996 mostrou que a seroconversão do KSHV estava independentemente associada a visitas a comunidades homossexuais nos Estados Unidos e ao estatuto de seropositivo. Um declínio na incidência do KSHV no início dos anos 80 foi atribuído a mudanças no estilo de vida.[81]

B. Transmissão na infância: A transmissão antes da puberdade parece ser rara nos Estados Unidos e ocorre em países onde o KSHV está mais disseminado. A correlação com a infeção por hepatite B sugere que o KSHV é transmitido horizontalmente em condições de contacto próximo e aglomeração. Foi referido que as infecções em crianças com menos de 10 anos resultam provavelmente da transmissão materno-infantil, embora ainda não se saiba se esta ocorreu no período pré, peri ou pós-parto.[81]

C. Transmissão parentérica: A presença de anticorpos contra o KSHV antes do transplante. Existem algumas evidências de que o KSHV se reactiva rapidamente após o transplante e que o aumento dos níveis de ADN do HHV8 nos PBLs está associado ao desenvolvimento de SK. A remissão do SK parece coincidir com a redução ou a cessação da imunossupressão. As evidências sobre a transmissibilidade do KSHV por transfusão sanguínea são contraditórias.[81]

O KSHV tem sido associado a várias outras doenças, entre as quais um tumor denominado linfoma de efusão primária e a Doença de Castleman Multicêntrica (DMC).[81,82]

Características clínicas

Foram observados dois tipos de apresentação: o clássico e o endémico.[10]

Tipo clássico - Aproximadamente 40% dos homossexuais com SIDA desenvolverão sarcoma de Kaposi, frequentemente como um sinal precoce da doença. Os doentes afectados são geralmente jovens adultos ou homens de meia-idade precoce.[81,83]

Afecta normalmente os indivíduos de ascendência italiana, judaica ou salvídica. Podem ser observadas múltiplas máculas e placas de cor púrpura-azulada, por vezes como lesões exofíticas na pele e na mucosa oral.[10]

Tipo endémico

Este tipo de lesão é subclassificado em quatro tipos diferentes em África [9]

1. Tipo nodular benigno - É semelhante ao sarcoma de Kaposi clássico.
2. Tipo agressivo ou infiltrativo - Caracteriza-se pelo desenvolvimento progressivo de lesões localmente invasivas que podem envolver os tecidos moles ou o osso subjacentes.
3. Tipo Florid - Caracteriza-se por lesões agressivas, rapidamente progressivas e amplamente disseminadas, com envolvimento visceral frequente.
4. Tipo linfadenopático - Ocorre normalmente em crianças jovens de raça negra e apresenta tumores generalizados de crescimento rápido dos gânglios linfáticos, ocasionalmente de órgãos viscerais e envolvimento esparso da pele.

Histopatologia

O sarcoma de Kaposi evolui tipicamente em três fases - fase de retalho, fase de placa e fase nodular. A fase de retalho caracteriza-se pela proliferação de vasos em miniatura, resultando numa rede vascular irregular e recortada que rodeia os vasos pré-existentes.[9,10,12]

O tipo de placa demonstra uma maior proliferação destes canais vasculares, juntamente com o desenvolvimento de um componente significativo de células fusiformes.[9,10,12]

O estádio do tipo nodular mostra que as células fusiformes aumentam para formar uma massa semelhante a um tumor que pode assemelhar-se a um fibrossarcoma ou a outros sarcomas de células fusiformes.[9,10,12]

Microscopicamente, o sarcoma de Kaposi é predominantemente composto por fascículos que se intersectam de células fusiformes moderadamente atípicas, com citoplasma mal definido e núcleos ovais, geralmente caracterizados por pequenos nucléolos. Estas células apresentavam frequentemente um lúmen intracelular contendo glóbulos eosinofílicos e eritrócitos. Entre os fascículos, podem ser observadas fendas e espaços vasculares semelhantes a fendas. A atividade mitótica pode ser elevada (mais de 20 mitoses por 10 campos de alta potência). Podem também ser detectadas características mitóticas atípicas ocasionais nas células fusiformes. Pequenos aglomerados de plasmócitos e linfócitos misturados entre as células neoplásicas.[81,81]

Tratamento

Depende dos subtipos clínicos e do estádio da doença. Para as lesões cutâneas, a radioterapia é geralmente utilizada sob a forma de feixe de electrões. No caso das lesões orais, a radioterapia deve ser utilizada com precaução, uma vez que se pode desenvolver uma mucosite não habitual. A excisão cirúrgica pode ser realizada juntamente com quimioterapia sistémica, especialmente com vinblastina, e são utilizadas injecções intralesionais de agentes quimioterapêuticos. O prognóstico é variável, dependendo da forma da doença.[10,83]

MIOFIBROMA
Introdução

É o tumor fibroso mais comum dos lactentes e pertence a um grupo enigmático de lesões originalmente descrito como uma condição fibroblástica maligna infantil. Atualmente, é melhor caracterizado como uma neoplasia miofibroblástica benigna que pode eventualmente demonstrar características de desenvolvimento com apresentação congénita e familiar.

Foi descrita pela primeira vez por Stout em 1954 como fibromatose generalizada congénita e renomeada como miofibromatose infantil em 1981.[9,10,11,84]

De acordo com a classificação de tumores de tecidos moles da OMS de 2002, miofibroma e miofibromatose são termos utilizados para designar a ocorrência solitária (miofibroma) ou multicêntrica (miofibromatose) de neoplasias benignas compostas por células mióides contrácteis dispostas em torno de vasos sanguíneos de paredes finas.[12,84,85]

Independentemente do padrão de apresentação, a maioria dos casos ocorre nos tecidos subcutâneos da região da cabeça e pescoço. Os miofibromas são relativamente incomuns na cavidade oral e podem ser confundidos com lesões benignas e lesões malignas de baixo grau.[9,84]

A etiologia do miofibroma é ainda desconhecida. O traumatismo ou a lesão podem contribuir para o desenvolvimento da lesão e pensa-se que o miofibroma deriva de células miofibroblásticas. Pensa-se que os miofibroblastos desempenham um papel na cicatrização de feridas.[9,10,11,85,86]

Características clínicas

Clinicamente, um miofibroma apresenta-se como uma massa palpável, borrachosa, firme a dura, localizada superficialmente ou como um nódulo fixo profundamente localizado. Quando a pele está envolvida, a lesão pode manifestar-se como uma mácula arroxeada.[9,10]

Um miofibroma oral surge normalmente como uma massa indolor com rápido aumento e ulceração secundária. Quando a gengiva é afetada pela lesão, esta apresenta-se como um inchaço.[9,10,11,12,85,87]

Assim, o diagnóstico diferencial clínico de granuloma piogénico e epúlide fibrosa é favorecido pelo clínico devido à tendência destas duas lesões para ocorrerem na gengiva.[87]

Histopatologia

Macroscopicamente, os miofibromas são massas não encapsuladas e bastante bem circunscritas. Histologicamente, os miofibromas apresentam uma neoplasia de células fusiformes bem circunscrita que exibe um aspeto zonal típico caracterizado por células periféricas alongadas dispostas em fascículos curtos ou espirais e células centrais de forma redonda a poligonal.[86]

Estas últimas células estão normalmente dispostas em torno de vasos sanguíneos de paredes finas, irregularmente ramificados, numa arquitetura semelhante a um hemangiopericitoma, que pode ocasionalmente estar distribuída de forma mais aleatória ou completamente invertida. [10,86]

Os miofibromas podem ter uma taxa mitótica relativamente elevada sem figuras mitóticas atípicas.[86]

Para além disso, podem ser observadas atipias nucleares, áreas de necrose e calcificações, hialinização do estroma e até crescimento "intravascular" subendotelial e crescimento infiltrativo nos tecidos adjacentes. Os vasos tumorais estão intimamente associados a células redondas a poliédricas, compactadas ou frouxamente dispostas, com núcleos grandes, ligeiramente pleomórficos e hipercromáticos e citoplasma relativamente escasso, rosa pálido e mal delineado. [9,10,11,85,87,88]

O diagnóstico diferencial do miofibroma inclui doenças frequentemente observadas em doentes jovens, como linfoma, rabdomiossarcoma, fibrossarcoma e processos reactivos, nomeadamente granuloma piogénico, lesão periférica de células gigantes ou fibroma ossificante periférico com crescimento rápido. [85,86,88]

A imunohistoquímica é uma ferramenta útil para identificar a natureza das células neoplásicas e para chegar a um diagnóstico exato. Os miofibromas são caracterizados pela coloração com vimentina, alfa SMA e HHF-35, embora possam ocasionalmente reagir positivamente com desmina e SI00.[85,86]

A negatividade imunoistoquímica para SI00, CD68 e desmina exclui tumores de origem neural, histiocítica e do músculo liso, respetivamente; e a negatividade para CD34 exclui o diagnóstico de fibrotumor solitário, que apresenta uma imunoexpressão consistente de CD34 e uma positividade variável para CD99 e bcl-2.[85,86]

Tratamento

O miofibroma oral parece normalmente alarmante para o clínico devido ao seu rápido crescimento, que pode assemelhar-se a uma malignidade. No entanto, é completamente benigno e, após excisão cirúrgica completa, tem um excelente prognóstico. A biopsia é obrigatória para um diagnóstico exato e para evitar um tratamento mais radical e agressivo. A taxa de recorrência é baixa se a lesão for corretamente tratada.[9,10,85,88]

CHONDROMA
Introdução

O condroma é um tumor central benigno composto por cartilagem madura. Esta lesão é pouco frequente nos ossos da maxila ou da mandíbula, sendo mais comum no esqueleto ósseo. Muitos casos foram registados entre 1912 e 1959. A lesão é de considerável importância devido à propensão do tumor para sofrer degeneração maligna, mesmo depois de permanecer quieto durante longos períodos de tempo. O condroma desenvolve-se em ossos membranosos, particularmente se não estiverem presentes restos cartilagíneos vestigiais, mas como tanto a maxila como a mandíbula podem conter restos, o tumor pode certamente ocorrer nestes ossos.[9,10.]

Características clínicas

O condroma pode manifestar-se em qualquer faixa etária, sendo mais frequente antes dos 50 anos de idade, e não apresenta qualquer predisposição em termos de género. As lesões craniofaciais mais frequentes surgem no septo nasal e nos seios etmoidais. O condroma da maxila ocorre na região anterior, onde se localizam os restos cartilagíneos do desenvolvimento. A lesão apresenta-se normalmente como um inchaço indolor e lentamente progressivo da mandíbula que, tal como muitas outras neoplasias, pode causar o afrouxamento dos dentes. A expansão gradual da lesão raramente causa ulceração da mucosa.[9,10,12]

Foram registados casos ocasionais periféricos fora do osso, como no palato mole e na língua. Estas variantes mostram geralmente apenas ilhas de metaplasia condroide ou mesmo um coristoma, em vez de uma verdadeira neoplasia, pelo que podem ser análogas ao osteoma mucoso. A relação destes condromas periféricos intra-orais, especialmente da língua, que foi descrita por Chung e Enzinger, não está claramente estabelecida.[9,11]

Características radiográficas

O aspeto radiográfico do condroma é variável, mas apresenta-se frequentemente com uma área radiolúcida irregular ou uma área mosqueada no osso com focos de calcificação. Como o condroma é uma lesão destrutiva, pode causar reabsorção radicular dos dentes adjacentes.[9,10,12]

Características histopatológicas

A lesão consiste em lóbulos bem definidos de cartilagem hialina madura. Os condrócitos são pequenos e contêm um núcleo único e regular. Não apresentam grande variação no tamanho, na forma ou na reação de coloração.

O grau de celularidade varia consideravelmente de uma área para outra dentro do condroma, principalmente nos tumores cartilagíneos, de modo que algumas lesões malignas devem ser consideradas no diagnóstico inequívoco deste tipo de tumor a partir de uma pequena amostra de biopsia.[11,12]

O principal problema de diagnóstico reside na distinção microscópica entre o condroma e um condrossarcoma bem diferenciado. Este último apresenta um padrão heterogéneo com células cartilagíneas atípicas.[9,10]

Tratamento e prognóstico

O tratamento do condroma é a excisão cirúrgica, uma vez que o tumor é resistente à radiação de raios X. O facto de a alteração sarcomatosa não ser uma ocorrência improvável sugere a realização de uma enucleação mais conservadora. A ressecção radical não se justifica a não ser que o tumor seja de tamanho invulgar. O prognóstico destes casos não é conhecido devido à escassez de casos registados. Mas alguns autores sugerem que o condroma tem um bom prognóstico. [10,11,12]

RHABDOMYOMA E LICHEN PLANUS: Estas duas lesões foram mencionadas no texto de diagnóstico diferencial de Wood e Gauze como lesões que raramente apresentam um aspeto clínico exofítico. De acordo com a pesquisa bibliográfica, não foi possível encontrar artigos ou material de apoio, pelo que não explicámos aqui a apresentação pormenorizada relativamente ao aspeto exofítico.
LEPROSIA

Introdução

A lepra é uma doença infecciosa crónica causada pelo Mycobacterium leprae, um bacilo ácido-rápido que apresenta um tropismo peculiar pela pele e pelos nervos periféricos, desde a forma tuberculoide (TT), com lesões que são frequentemente auto-cicatrizantes, até à forma lepromatosa (LL), disseminada e progressiva. Dentro deste espetro, existem formas limítrofes com lesões intermédias entre as duas formas polares. As lesões orais são pouco frequentes na lepra mas, quando presentes, ocorrem em doentes com a forma LL. Estas lesões são geralmente úlceras ou nódulos assintomáticos, por vezes ricos em M. leprae, assemelhando-se a lesões orais inespecíficas. No entanto, podem manter o foco de infeção em áreas endémicas.[89,90]

Características clínicas

As vias aéreas superiores são o principal ponto de entrada do bacilo e a via de eliminação bacilar na hanseníase. Por esta razão, o controlo das lesões mucosas é muito importante. O envolvimento das mucosas é particularmente marcante no nariz, provavelmente devido à preferência do M. leprae por locais mais frios.[89,91]

As lesões orais aparecem geralmente como ulcerações do palato duro ou mole, mas podem afetar qualquer outro local, incluindo a língua. Para além disso, estas lesões podem ser nodulares e ulceradas. Em geral, o envolvimento oral só aparece nas fases avançadas da LL, sugerindo a disseminação hematogénica ou linfática do M. leprae.[91,92]

Outra possibilidade para o desenvolvimento de lesões orais é a continuidade, com as lesões nasais a serem possivelmente precursoras de lesões orais. O tratamento local, como um colutório com soluções antimicrobianas, pode ser oferecido para reduzir o risco de infeção secundária. Mas é insatisfatório, a menos que seja instituído um tratamento específico para a lepra.[89,90]

DOENÇA DE COWDEN

Introdução

A doença de Cowden foi descrita em 1963 por Lloyds e Dennis numa mulher de 20 anos de idade com o apelido Cowden, que lhe deu o nome. A doença de Cowden é uma doença hereditária extremamente rara, autossómica dominante, caracterizada pela presença de lesões mucocutâneas, carateristicamente e diagnosticamente hamartomatosas, com envolvimento visceral e com formação de neoplasia maligna, principalmente da mama e da tiroide, em adultos. Afecta ligeiramente mais o sexo feminino do que o masculino e manifesta-se na segunda ou terceira década de vida.[9,95]

Etiopatogénese

A etiologia é desconhecida, embora desde 1993 tenha sido relacionada com a presença de alterações no gene PTEN (phosphatase and tensin homologue) no braço longo do cromossoma 10 (10q23.31, 10q22.3) ou MMAC1 (mutado em múltiplos cancros avançados), que normalmente actua como um gene supressor de tumores e que, por vezes, está mutado em tumores da mama, da próstata e do cérebro.[9,10,95]

Características clínicas

Os fibromas orais podem também apresentar-se como pápulas lisas rosaesbranquiçadas na mucosa da cavidade oral, quando dispostas em grupos dão origem a uma imagem típica de paralelepípedos. Clinicamente, é reconhecido pela presença de lesões mucocutâneas típicas, que aparecem em 80% dos pacientes, sendo de maior interesse no diagnóstico dos chamados trichilemmomas ou tricholemmomas (lesões múltiplas que correspondem a tumores benignos dos folículos pilosos). [9,10,9,96]

Estas manifestam-se como pápulas faciais da cor da pele, semelhantes a verrugas e que se agrupam especialmente à volta da boca, nariz ou ouvido externo. Menos frequentemente, o vitiligo, as manchas café com leite, a melanose ou as pápulas queráticas podem apresentar-se nas partes acrais. Outro sinal clínico é a presença de hamartomas ou doença fibrocística, tipicamente com envolvimento visceral, da tiroide e da mama, e a qualquer nível do sistema reprodutor feminino, também pólipos gastrointestinais e hamartomas do sistema nervoso central, hemangiomas, neuromas e, em alguns casos, estrias angioides.[9,10,95,96]

Podem surgir xerostomia e palato ogival. Existe um risco elevado de malignidade nos fibroadenomas mamários nas mulheres e nas tiróides nos homens, mesmo em idade precoce. Podem também surgir carcinomas do trato gastrointestinal [9,93]

O diagnóstico desta doença é fundamentalmente clínico, tendo sido estabelecidos alguns critérios de diagnóstico em 1983 pelo Consórcio Internacional do Síndroma de Cowden, os quais, após uma revisão em 2000, foram revistos. O diagnóstico precoce desta doença é extremamente importante, uma vez que o diagnóstico da doença de Cowden está sempre associado a um elevado risco de desenvolvimento de tumores malignos quando surge em idade jovem.[95,96]

Diagnóstico diferencial

O diagnóstico diferencial inclui esclerose tuberosa, alguns tipos de neoplasia endócrina múltipla, síndrome de Byars-Jurkiewicz, síndrome de Gardner, proteinose lipoide, hiperplasia epitelial multifocal (lesões orais) e granulomatose orofacial.[96,97]

Tratamento

Não existe tratamento curativo para esta doença, embora o controlo das lesões mucocutâneas tenha sido conseguido com cirurgia, uma vez que estas não respondem ao tratamento tópico.[98]

DOENÇA DE DARIER (DD)

Introdução

A doença de Darier é também designada por Queratose folicular ou doença de Darier-White, Disqueratose folicular. [9]

Trata-se de uma genodermatose pouco frequente, de herança dominante, com elevada penetrância e expressividade variável, que se caracteriza por pápulas hiperqueratóticas em regiões seborreicas e várias anomalias nas unhas.[9,12]

A doença de Darier foi inicialmente descrita por Prince Marrow em 1886 e simultaneamente por Darier e White em 1889, de forma independente. O primeiro relato de manifestações nas mucosas foi descrito por Reenstiema em 1917. As genodermatoses são doenças hereditárias com manifestações dermatológicas. Muitas destas doenças são autossómicas dominantes e a maioria é bastante rara, como a doença de Darier. Embora algumas estejam associadas a tumores malignos subsequentes relacionados com a doença, a doença de Darier não está associada a tumores malignos.[9,99]

Etiologia

A etiologia está mal explicada na literatura. Pensa-se que a adesão anormal célula-célula e a queratinização epidérmica aberrante são os principais factores etiopatogénicos. [99]

As moléculas como as caderinas desmossómicas, as proteínas da placa desmossómica ou os filamentos intermédios podem estar envolvidos no desenvolvimento do processo da doença. Outros factores, como o desencadear de reacções auto-imunes entre as células epiteliais. Mais recentemente, tem sido relacionada com mutações no gene que codifica uma bomba ATPase de cálcio do retículo sarco/endoplasmático (SERCA 2) expressa na pele e mucosa humanas. [12,99,100]

ATP2A2 localizado na banda 12q23-24.1, resultando numa organização ou maturação anormal dos complexos responsáveis pela adesão celular, levando assim à perturbação."

Estima-se que a prevalência da DD seja de 1 em 100 000 na Dinamarca, 1 em 45 000 na Eslovénia, 1 em 55 000 no centro de Inglaterra e 1 em 36 000 no nordeste de Inglaterra. A prevalência em HK foi estimada em 1 em 220.000, inferior à da Europa. Isto pode ser parcialmente explicado pelo facto de estes estudos europeus envolverem múltiplos centros de dermatologia dentro do seu estado ou país. A idade máxima de início da DD foi encontrada na segunda década, afectando mais frequentemente os homens.[12,99]

Características clínicas

Manifesta-se durante a infância ou a adolescência. As lesões cutâneas aparecem mais frequentemente no couro cabeludo, na testa, no pescoço e nos ombros, espalhando-se frequentemente para os membros, o tórax e os genitais. As lesões cutâneas surgem como pápulas pequenas e firmes, que são vermelhas quando aparecem pela primeira vez, mas ulceram e formam crostas nas zonas de dobragem da pele. As lesões tendem a coalescer e a produzir massas verrucosas ou vegetativas marceradas e mal cheirosas. Podem observar-se alterações caraterísticas das unhas, como lascas, fissuras, estrias longitudinais e queratose subungueal.[12,100]

A mucosa oral é afetada em 50% dos casos, afectando principalmente a mucosa palatina e alveolar, a vulva, a faringe e a laringe. Nestes casos, as lesões são geralmente assintomáticas e descobertas durante um exame dentário de rotina. As lesões orais são representadas por múltiplas pápulas firmes de cor normal, esbranquiçada ou avermelhada, que são ásperas à palpação. Inicialmente as pápulas são avermelhadas e podem coalescer, formando crostas que podem ser ulceradas.[12,100,101]

Classificação da gravidade clínica da doença de Darier [100]

Severity	Description
Mild	Keratotoic papules scattered sparsely over the trunk or flexures or disease limited to one or two areas.

Moderate	More extensive papular lesions or localized verrucous plaques
Severe	Coalescent verrucous plaques involving most of the trunk or grossly hypertrophic flexured disease

A função do sistema imunitário pode estar alterada na doença de Darier. Este distúrbio pode possivelmente desempenhar um papel no desenvolvimento de malignidade cutânea.

Características histopatológicas

Os achados característicos da queratose folicular na pele são hiperqueratose, papilomatose, acantose e disqueratose. A disqueratose é caracterizada por células típicas designadas por **corps ronds e grains.** Os corps e ronds têm um núcleo maior do que o normal, com um citoplasma eosinofílico escuro e uma membrana celular distinta. Encontram-se normalmente na camada granular e na camada espinhosa superficial. Os grãos são células paraqueratóticas pequenas, alongadas, situadas na camada de queratina. Tanto os corpúsculos como os grãos representam células parcialmente queratinizadas e encontram-se nas vesículas intradérmicas típicas, semelhantes a fendas, acima das células da camada basal com clivagem suprabasilar.

As características das lesões orais são semelhantes às características microscópicas das lesões cutâneas. Ao nível da microscopia eletrónica, foi demonstrado que o defeito básico na síntese epidérmica, na formação de tumores e na queratinização resultante está relacionado com um defeito no complexo desmossoma-tonofilamento. [12,100,101]

Tratamento

O tratamento sistémico da doença de Darier é sintomático. As lesões recidivam devido à etiopatogenia hereditária, principalmente nos pacientes com a forma severa e generalizada da doença, que geralmente são tratados com retinóides sistêmicos e tópicos e nos quais as lesões orais ainda persistem. Vários tratamentos têm sido apresentados na literatura, como a utilização de retinóides tópicos, esteróides e antibióticos, porém com benefícios limitados. A terapia médica inclui a utilização de retinóides sistémicos devido à sua eficácia, no entanto, estes devem ser cuidadosamente prescritos. Foram registados tratamentos mais radicais, incluindo excisão cirúrgica, abrasão, aplicação de dióxido de carbono e laser. A terapia fotodinâmica também tem sido considerada; a utilização de vitamina A tópica a 1% é defendida nas disceratoses, mas não foram relatados resultados favoráveis.[12,101,102]

O estado emocional em casos mais graves deve ser acompanhado por um psicólogo. Independentemente da gravidade clínica e da opção de tratamento, o doente deve receber aconselhamento genético com informações sobre a doença hereditária e o risco de transmissão à descendência.[12,101,102]

REFERÊNCIAS

1.   Wood and Gauze :Livro de texto de Diagnóstico Diferencial para doenças orais

2. Diagnostico diferencial lesiones exofiticas / Diagnóstico diferencial de lesões exofíticas. Med Oral Patol Oral Cir Bucal 2005;10:471-2.

3. Anatomia de Gray-39th edition

4. B D Chaurasia :Anatomia humana volume 3-4th edition

5. A.R Tencate :Oral histology- 5th edition

6. Orban's oral histology & cmbryology-12th edition

7. Nallaswamy :Livro de texto de Dentisteria Protética

8. Lewis R Eversole: Esboço clínico do diagnóstico e tratamento da patologia oral

9. Shafer WG, Hine MK, Levi BM:Shafer's text book of oralpathology -4th edition

10. Neville Damm - Patologia oral 2nd edition

11. Regezi,Sciubba, Jordan: Oral pathology Clinical pathologic correlations -4th edition.

12. Rajendran R, Shivpathasundharam B.Shafer's Text book of Oral Pathology-b[111] edition;

13. Sarabadani J,Ghanbariha M, Khajehahmadi S, Nehighalehno M.Consistency Rates of Clinical and Histopathologic Diagnoses of Oral Soft Tissue Exophytic Lesions. JODDD2009;Vol 3: No.3

14. Belsky J, Hamer J S, Hubert J E, Insogna K, Johns W.Torus Palatinus: A New Anatomical Correlation with Bone Density in Postmenopausal Women (Uma nova correlação anatómica com a densidade óssea em mulheres pós-menopáusicas). J Clin Endocrinol Metab maio de 2003; 88(5):2081-86.

15. Jainkittivong A,et al.Exostoses bucais e palatinas: Oral Surg Oral Med Oral Pathol Oral Radiol Endod 2000;90:48-53.

16. Palmer B; Leawood, Kansas EUA dezembro de 2004

17. Lopes M A,et al.Teratoma benigno da mucosa bucal em uma menina de 9 anos: Relato de caso e revisão da literatura.Oral Surg Oral Med Oral Pathol Oral Radiol Endod 2005;100:598-602.

18. Goold A L, Koch B L, Willging J.P.Lingual Hamartoma in an Infant: Imagens de TC e RM.AJNR Jan 2007;28:30 -31.

19. Hassan S, Sidek D S, Shah Jihan W D, Phutane G, Mutum S S. Massive lingual teratoma in a neonate.Singapore Med J Cas e Report 2007; 48(8) : e212.

20. Philipsen H P, Reichart P A. Um hamartoma epitelial gengival odontogénico (OGEH) possivelmente derivado de remanescentes da lâmina dentária ("laminoma dentário"); Relato de caso .Oral Oncology EXTRA (2004) ;40: 63-67

21. Vranic S, et al. Hamartomas, teratomas e teratocarcinossarcomas da cabeça e pescoço: Relato de 3 novos casos com correlação clínico-patológica, análise citogenética e revisão da literatura.BMC Ear, Nose and Throat Disorders 2008; 8:8

22. Roger K Hamed James L Buck ,Les H sobin.The Hamartomatous polyposis syndromes ;clinical and radiological features.AJR 1995;164:565-71.

23. Thalassa E, et al. Papiloma escamoso oral: análises clínicas, histológicas e imuno-histoquímicas.Journal of oral sciences 2009;Vol 51,No 3:367-72.

24. Jaju P P,Suvama P V, Desai R S.Papiloma escamoso: Relato de caso e revisão da literatura.Int J Oral Sci2010; 2 (4): 222-25.

25. Mark D. King,et al. Human Papillomavirus-Associated Oral Warts among Human

Immunodeficiency Vims- Seropositive Patients in the Era of Highly Active Antiretroviral Therapy-An Emerging Infection. CID 2002; 34 .

26. Reis HLB ,et al.Oral Squamous Papilloma and Condyloma acuminatum as manifestations of buccal-genital infection by human papilloma vims.Indian J sex Transm Dis & AIDS2009;Vol30: No 1.

27. Thompson LDR .Exophytic and papillary squamous cell carcinomas of the larynx: Uma série clinicopatológica de 104 casos.Otolaryngol Head Neck Surg 1999;120:718-24.

28. Rakesh S, Janardhanan M , Vinodkumar R B, Vidya M.Association of human papilloma vims with oral Squamous cell carcinoma - a brief review. OMPJ 2010;Vol 1 :No 2

29. Atullah JK ,et al .Oral verruca vulgaris: um caso raro com transformação de papiloma em carcinoma espinocelular oral bem diferenciado.Pakistan Oral & Dental Journal December 2010;Vol 30:No. 2.

30. Maiorino J. Verruca Vulgaris; Foothill College Dental Hygiene.

31. Mccullough MJ, Savage NW. Infecções virais orais e a utilização terapêutica de agentes antivirais em medicina dentária. Australian Dental Journal Medications Supplement 2005;50:4.

32. Lukes S, Meneses M. O papel do higienista dentário no reconhecimento do HPV. Dimensões da Higiene Dentária. 2010 junho;8(6):72.75-77.

33. Sontheimer D. Os agentes orais são eficazes no tratamento da verruga vulgar.

34. Anderson K M, Montiel D P , Miles L , Allen C M .The histologic differentiation of oral condyloma acuminatum from its mimics. Oral Surg Oral Med Oral Pathol Oral Radiol Endod 2003;96:420-8.

35. Reis HLB,et al.Oral Squamous Papilloma and Condyloma acuminatum as manifestations of buccal-genital infection by human papilloma virus.Indian J sex Transm Dis & AIDS2009;Vol30: No 1.

36. Tominaga S ,et al .Presença do Papilomavírus Humano Tipo 6f no Condiloma Acuminado das Amígdalas e na Mucosa das Amígdalas Clinicamente Normal.Jpn J Clin Oncol 1996;26: 393-97,

37. Hashemipour MA, Shoryabi A, Adhami S, Honarmand HM.Extensive Focal Epithelial Hyperplasia- Case Report.Arch Iran Med 2010; 13 (1): 48 - 52.

38. Lombardi T. Hiperplasia Epitelial Focal - Apresentação, Diagnóstico e Tratamento: U S dermatology touch briefings 2008.

39. Maria C.Hiperplasia Epitelial Focal Oral: Relato de Cinco Casos. Braz Dent J 2006;17(l): 79-82.

40. Alakloby O M, Randhawa M A.Relato de caso: Hiperplasia Epitelial Focal Oral (Doença de Heck) fevereiro de 2009;Vol. 20:No. 1,.

41. Kurschat P, Hess S, Hunzelmann N, Scharffetter K K.Keratoacanthoma centrifugum marginatum acompanhado por uma extensa reação granulomatosa de corpo estranho.Dermatology online joumal;volumel l:number 2.

42. Patil P B, Rathor V, Venkatraman S, Saxen S, Kamarthi N.Solitary keratoacanthoma involving upper lip: a diagnostic dilemma - case report and a brief review. J Clin Exp Dent. 2010;2(l):e34-7.

43. Maria A L, Sergio V,Cardoso V , Loyola A M, Antonio Fd . Queratoacantoma de lábio inferior: revisão e relato de caso com regressão espontânea! Appl Oral Sci. 2009;17(3):262-5.

44. Alkan A, Bulut E, Gunhan O, Ozden B. Carcinoma Verrucoso Oral: Um Estudo de 12 Casos.European Journal of Dentistry abril de 2010 ;Vol.4.

45. Singh K, Kalsotra P, Khajuria R,Manhas M.Carcinoma Verrucoso (Tumor de Ackerman) da Língua Móvel. JK Sciences December2004;Vol. 6:No. 4

46. Depprich R A, Handschel J G,Fritzemeier C U, Engers R,Kubler N R.Relato de caso Carcinoma verrucoso híbrido da cavidade oral: Um desafio para o clínico e o patologista. Oral Oncology EXTRA 2006;42:85-90.

47. Sollecito T P,et al.Pyostomatitis Vegetans And Granulomatosis ;A Case Report And Review of Literature.The Internet Journal of Gastroenterology TM.

48. Femiano F, Lanza A, Buonaiuto C, Perillo L, Ermo A D, Cirillo N.Pyostomatitis vegetans: Uma revisão da literatura.Med Oral Patol Oral Cir Bucal. 2009 Mar 1;14(3):E114-7.

49. S. I. Chaudhry,et al .Pyostomatitis vegetans associated with asymptomatic ulcerative Colitis A case report.Oral Surg Oral Med Oral Pathol Oral Radiol Endod 1999;87:327-30.

50. Naish J. M, Batchvarov D, Lawoyin V L.Um caso de colite ulcerosa e piostomatite vegetariana num africano.Gut 1970; 11:38-40.

51. Hatakeyama M, Juliana MSL, Guilhermino M, Brandao A H, Sueli A, Cavalcante R.Xantoma verruciforme localizado em gengiva anterior.J Clin Exp Dent. 2010;2:e82-4.

52. Hu JA, Li Y, Li S. Xantoma verruciforme da cavidade oral: estudo clinicopatológico relacionado com a patogénese. Relato de três casos. APMIS. 2005; 113:629-34.

53. Ide F, Obara K, Yamada H, Mishima K, Saito I, Kusama K. Base celular do xantoma verruciforme: caraterização imunohistoquímica e ultra-estrutural. Oral Dis. 2008; 14:150-7.

54. Sopena J, Gamo R, Iglesias L, Rodriguez-Peralto JL. Xantoma verruciforme disseminado. Br J Dermatol. 2004; 151:707-30.

55. Jafarzadeh H, Sanathkahani M, Mohastana N.Oral Pyogenic granuloma-A Review/Joumal of Oral sciences2006;Vol 48,No 4:167-75

56. Lawoyin J O,Arotiba J T, Dosumu O.O.Oral pyogenic granuloma: a review of 38 cases from Ibadan, Nigeria. British Journal of Oral and Maxillofacial Surgery - 1997; 35:185-9.

57. Moon S E,et al.Tratamento do granuloma piogénico oral por escleroterapia com tetradecil sulfato de sódio.Arch Dermatol; 141:644-6.

58. Bodner L, Peist M,Gatot A,Dan M, Sheva B.Growth Potential of Peripheral giant cell granuloma.Oral Surg Oral Med Oral Pathol Oral Radiol Endod 1997;83:548- 51.

59. Motamedi MHK,et al.Granulomas periféricos e centrais de células gigantes dos maxilares: Um estudo demográfico. Oral Surg Oral Med Oral Pathol Oral Radiol Endod 2007;103:e39 -43.

60. Shadman N, Ebrahimi S F,Jafari S, Eslami M.Peripheral Giant Cell Granuloma: Uma revisão de 123 casos.Dent Res J (Isfahan) 2009 primavera; 6(1): 47-50.
61. Ozcan E, Bodur S, Erdem G.Peripheral giant cell granuloma - a case report.Pakistan Oral & Dental Journal june 2011 ;vol 31: no. 1.
62. Subambhesaj A.Peripheral Giant Cell Granuloma: Um relato de caso e revisão da literatura; KDJ. dezembro, 2005;Vol.8 :No.2.
63. Flaitz C M.Granuloma periférico de células gigantes: Uma lesão potencialmente agressiva em crianças.Pediatr Dent 2000;22:232-3.
64. Falaschini S, Ciavarella D, Mazzanti R, Cosola M D, Turco M, Escudero N, Bascones A, Muzio L L. Granuloma periférico de células gigantes: análise imunohistoquímica de diferentes marcadores. Estudo de três casos. Av. Odontoestomatol 2007; 23 (4): 189-96.
65. Chhina S, Rathore A S, Ahuja P. Fibroma ossificante periférico da gengiva: Um relato de caso.IJCRI 2011 ;2(11):21-4.
66. Marcos JAG, Marcos MJG, Rodriguez SA,RodrigoJC, Poblet E .Fibroma ossificante periférico: um estudo clínico e imunohistoquímico de quatro casos. Journal of Oral Science2010; Vol. 52, No. 1: 95-9.
67. Singh AP, Raju M S, Mittal M. Fibroma ossificante periférico: relato de um caso.J. Nepal Dent. Assoc 2010; Vol. 11: No.l.
68. Nazareth B, Harshwardhan A,Ansari SR ,Arora R.Peripheral Ossifying Fibroma Clinical Report.Int. J. Odontostomat 2011 ;5(2): 153-6.
69. Ipe V, Prakash A. Lesões de células gigantes da cavidade oral. Jornal de Patologia Oral e Maxilofacial [OMPJ] 201 l;Vol 2: No 1 .
70. Madhusudan.A.S, Verma M, Nayak S, Dakwala P. Epulis de células gigantes: relato de 2 casos.
71. Khalighi HR, Hamian M, Abbas FM, Farhadi S.Relato de caso Existência simultânea de fibroma de células gigantes e papiloma escamoso na cavidade oral. Jornal indiano de especialidades médicas 2011 ;2(2): 153-6.
72. Thompson LDR, Wenig BM, Heffner DK, Gnepp DR. Carcinoma de células escamosas exofítico e papilar da laringe: uma série clinicopatológica de 104 casos. Otolaryngol Head Neck Surg 1999; 120: 718-724.
73. Suarez PA, Adler-Storthz K, Lima MA, et al. Carcinomas papilíferos de células escamosas do trato aerodigestivo superior: um estudo clinicopatológico e molecular. Head Neck 2000; 22: 360-368.
74. Robert s. Pollack:Caso de glossite romboide mediana relatado num bebé.
75. Piantanida EW.Median rhomboid glosssitis and a "kissing" lesion of palate.Oral Surgery Oral Medicine Oral Pathology November 1996;Volume 82,Number 5:472-3.
76. Mendez L L, Carrion A B, Freitas MD, Vila PG, Garcia AG, Rey JMG.Glossite romboide em localização atípica: relato de caso e diagnóstico diferencial.Med Oral Patol Oral Cir Bucal 2005;10:123-7.
77. Leão J C, Gueiros LA,. Porter S R.Review oral manifestations of syphilis; clinics 2006;61(2):161-6.
78. Mindel A, Tovey SJ, Timmins DJ, Williams P. Primary and secondary syphilis 20 years'

experience. Características clínicas.Genitourin Med. 1989;65:1-3.

79. Alam F, Argiriadou AS, Hodgson TA, Kumar N, Porter SR.A sífilis primária continua a ser uma causa de ulceração oral.Br Dent J. 2000;189:352-4.

80. Hopkins S, Lyons F, Coleman C, Courtney G, Bergin C, Mulcahy F. Ressurgimento da sífilis infecciosa na Irlanda: um estudo epidemiológico. Sex Transm Dis. 2004;31:317-21.

81. Unaids. Fichas epidemiológicas sobre HIV/AIDS e Infecções sexualmente transmissíveis: Brasil, 2004. 2004:1-20.

82. Kumar B, Muralidhar S.Malignant syphilis a review. AIDS Patient Care STDS. 2001;12:921-5.

83. Cook RD, Hodgson TA, Waugh AC, Molyneux EM, Borgstein E, Sherry A, et al. .Padrões mistos de transmissão do herpesvírus humano-8 (herpesvírus associado ao sarcoma de Kaposi) em famílias do Malawi! Gen Virol 2002; 83: 1613-9.

84. Brasileiro B F,et al.Myofibroma of the oral cavity. Uma neoplasia rara de células fusiformes,Med Oral Patol Oral Cir Bucal. 2010 Jul 1; 15 (4):e596-600.

85. Abdul A,Shin Hin LAU.relato de caso -Miofibroma gengival em crianças: relato de 4 casos com achados imunohistoquímicos.Malaysian J Pathol 2007; 29(1) : 53 - 56.

86. Azevedo R d,et al .Miofibromas orais- relato de dois casos e revisão do diagnóstico diferencial clínico e histopatológico.Oral Surg Oral Med Oral Pathol Oral Radiol Endod 2008;105:e35-e40.

87. Dayan D, Nasrallah V, Vered M. Correlações clínico-patológicas dos tumores miofibroblásticos da cavidade oral: I. Fasciite nodular. J Oral Pathol Med 2005;34:426-35.

88. Azevedo Rde S, Pires FR, Della Coletta R, de Almeida OP, Kowalski LP, Lopes MA. Miofibromas orais: relato de dois casos e revisão do diagnóstico diferencial clínico e histopatológico. Oral Surg Oral Med Oral Pathol Oral Radiol Endod. 2008;105:e35-40.

89. Ana Carolina F. Motta,et al .Lesões orais específicas da hanseníase: Relato de três casos.Med Oral Patol Oral Cir Bucal. 2008 Aug;13(8):E479-82.

90. Costa A, Nery J, Oliveira M, Cuzzi T, Silva M.Oral lesions in leprosy.Indian J Dermatol Venereol Leprol. 2003 Nov-Dez;69(6):381-5.

91. Chimenos Kustner E, Pascual Cruz M, Pinol Dansis C, Vinals Iglesias H, Rodriguez de Rivera Campillo ME, Lopez Lopez J. Lepromatous leprosy: a review and case report. Med Oral Patol Oral Cir Bucal. 2006 Nov 1 ;1 l(6):E474-9.

92. Ochandiano S, Acero J, Concejo C, Escrig M, Fernandez J, Garcia-Lechuz JM. Lesões orais na hanseníase lepromatosa. Apresentação de um caso e revisão da literatura. Med Oral. 2000 Nov;5(5):316-23.

93. Miles AEW.Chondrosarcoma of the maxilla.Br. Dent J 1950; (88):257.

94. Chung E B,Enzinger F M.Chomdroma of Soft parts.Cancer;41:1414-1978.

95. Saint RS , Salobrena A C, Rojas M T, Rey Jose M G. Manifestações orais da doença de Cowden. Apresentação de um caso clínico.Med Oral Patol Oral Cir Bucal 2006; 11:E331-4.

96. Reifenberger J, Rauch L, Beckmann MW,_Megahed M, Ruzicka T, Reifenberger

G.Doença de Cowden - achados clínicos e de genética molecular num doente com uma nova mutação da linha germinativa PTEN.British J Dermatol 2003;148:1040-6.

97. Fistarol SK, Anliker MD, Peter H. Doença de Cowden ou síndroma de hamartoma múltiplo - indício cutâneo de malignidade interna. Europ J Dermatol 2002;12:411-21.

98. Mignogna MD, Lo Muzio L, Ruocco V, Bucci M. Diagnóstico precoce da síndrome de hamartoma múltiplo e neoplasia (doença de Cowden). O papel do dentista. Oral Surg Oral Med Oral Pathol Oral Radiol Endod 1995;79:295-9.

99. Ergun S S, lu Lviye Atilgano, Kurai YB, Buyukbaban N.Doença de Darier associada a carcinoma de células basais. J ist faculty med 2008;71:127-9.

100. Cardoso C L , Freitas P, Taveira LAD , Consolaro A.Doença de Darier: relato de caso com manifestações orais.Med Oral Patol Oral Cir Bucal 2006; 1 1:E404-6.

101. Exadaktylou D, Kurwa HA, Calonge E, Barlow RJ. Tratamento da doença de Darier com terapia fotodinâmica. Br J Dermatol 2003; 149:606-10.

102. Weedon D, eds. Skin Pathology . Londres. Nova Iorque: Churchill Livingstone; 2002:296.

Printed by Books on Demand GmbH, Norderstedt / Germany